JN073686

医学・理工・自然科学系研究者のための

英語論文ラクラク・アクセプト

国立循環器病研究センター 臨床研究開発部部長 **北風政史**

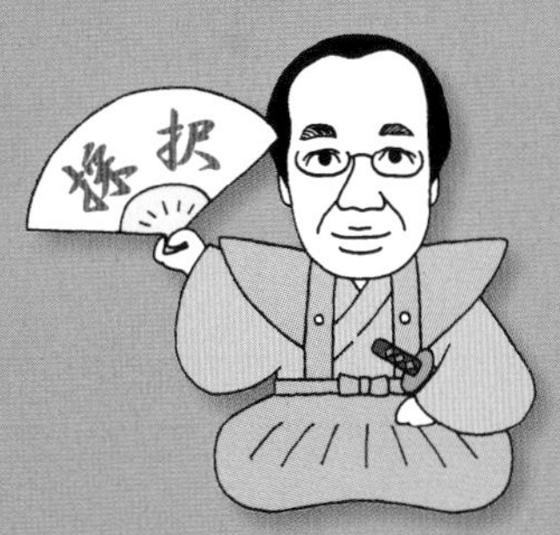

MC メディカ出版

緒 言

科学研究は、日本国内のすべての活動の中で最も大きな意味を持ちます。当然のことながら、自然科学、応用科学の分野でレベルの高い研究をすることが、実社会での経済活動を保証します。科学大国は経済大国を保証します。私の属する医学の分野でいえば、がんと免疫の分野の基礎研究の成果から、製薬メーカーとの共同の応用研究で画期的な抗がん剤が生み出され、国内外のがんで苦しむ患者さんに福音になるだけでなく、海外にその薬剤を導出できれば、医学は莫大な経済活動をけん引することになります。医学・理工領域のみならず自然科学に従事する科学者は、自分たちの科学研究の成果を英語論文にします。英語論文が、科学者の研究成果を示す舞台です。しかしながらわれわれ日本に住む研究者には、自分の研究を英語論文として書き上げて、それを世界に向けて発表していくうえで３つの高いハードルが課せられます。

その一つは、英語で文章を書くことです。英語を学生時代に 10 年以上も勉強してきた日本の科学者でさえも、英語で文章を書くことは多少の苦痛を伴います。しかし、最近ではかなり優秀な自動翻訳機がありますので、英作文自体は日本の研究者にとってさほど大きな問題にはならないはずです。でも、大学入試での英作文の問題のように、日本語でストーリーを考えて、それを英語に訳すのではダメなのです。英語論文は英語で書かなくてはいけません。日本語でストーリーを考える脳状態で英文を書いてもそれは英語を母国語としている外国人に対して響きません。しかし、急に英語で考えて英作文はできません。どうすればいいのでしょうか？　それは、英語の文化圏で英作文をおこない、それを英語の文化圏の方たちに発信するエッセンス・本質が何なのかを知ることにつきます。

もう一つのより高いハードルは、英語論文を通すための“戦略と戦術”を十分に考えずに論文を一流学術誌に投稿し、編集者・査読者とのやり取りに敗れ、論文に日の目を見せることができないことです。「私の研究はとてもいい研究だと思うのに、なぜアクセプトされないのだろう」とあなたはいつも思っているはずです。でも、「アクセプトされるはずだ」と考えるのがそもそもの間違いで、「アクセプトされるように論文を仕向ける」、さらに言えば、「査読者に自分の論文をアクセプトさせる」ことが大切なのです。論文をアクセプトしてもらうのではなく、論文をアクセプトさせるのはある意味の交渉力です。それは、われわれ日本人が一番不得意とするところです。でも、どのように、だれと交渉するのでしょうか？「どのように？」、その秘訣は相手の立場に立つことです。その相手とは、編集者と査読者です。編集者と査読者にあなたの仕事を十分に理解していただくように論文を書くことです。理解だけではなく、あなたの論文に好意を持ってもらうことが大切なのです。でも、具体的にはどのようにすればいいのでしょうか？「論文を英語で書いて投稿する」という行為のなかに、いかに交渉力を発揮できるのでしょうか？

３つ目は、プラグマティズムではありますが、われわれが英語らしい表現に触れていないということです。英語論文で使う英語らしい表現は、かなり限られています。それを効率よく知ることが大切です。

本書は、この３つの問題点、つまり 1. 英語で論文のストーリーを考えること、2. 英語論文をアクセプトしていただくための交渉技術、3. 英語らしい表現のための方策、を皆さん方にお伝えするものです。ここでは、英語論文における英文の書き方を伝授するだけでなく、英語論文をアクセプトに導くための秘訣をお教えいたします。ぜひ、大変な思いをしてよいサイエンスをした後は、本書からいくばくかのヒントをつかんでいただいて、日本のためによい論文を書いて、一流誌にアクセプトしてもらいましょう。

“On behalf of our journal, we are pleased to accept your above referenced manuscript for publication.”

この文章には大きなワクワク感があります。いくつになっても研究者はこの一文にしびれます。ぜひ、皆さんが、この文章をいただくまで頑張りましょう。

2020 年（令和２年）３月　**北風政史**

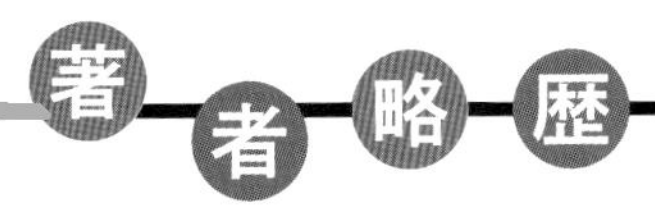

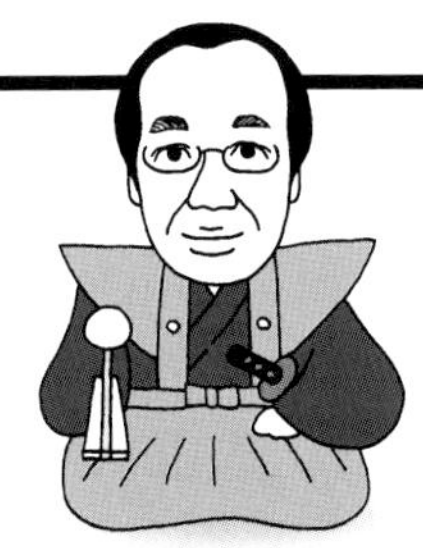

北風（きたかぜ）政史（まさふみ）

現　職　　国立循環器病研究センター 臨床研究開発部 部長
昭和56年 3月　大阪大学医学部卒業
昭和60年 3月　大阪大学医学部博士課程（第一内科）終了
昭和61年10月　米国Johns Hopkins University医学部附属病院内科心臓部に留学
平成 9年 4月　大阪大学医学部助手（第一内科）
平成13年 6月　国立循環器病センター 心臓血管内科部長
平成17年10月　国立循環器病センター 臨床研究開発部長及び臨床研究センター副センター長（併任）をへて現在に至る。

大阪大学医学部 臨床教授、鳥取大学大学院医学系研究科 客員教授、中国第4陸軍軍医大学 心臓血管内科 客員教授、中国南方医科大学 客員教授、滋賀医科大学 客員教授をつとめ現在に至る。

専門分野： 循環器内科学、心臓分子生物学、ゲノム医学、ビッグデータ科学

免許・学位・資格など：

医師免許（厚生省、現厚生労働省）　内科認定医（日本内科学会）
循環器専門医（日本循環器学会）　認定産業医（日本医師会）

受賞など：

1. 平成元年10月　第4回日本ME大会秋季大会：Young Investigators Award 第一位受賞
2. 平成 2年 3月　第54回日本循環器学会：Young Investigators Award

優秀賞 受賞

3. 平成 4年11月 第64回American Heart Association 学術集会：
Melvin L. Marcus Young Investigators Award 第一位受賞

4. 平成 5年 4月 日本心臓財団研究奨励賞 受賞

5. 平成 9年 7月 循環器病振興財団 バイエル循環器病研究奨励賞 受賞

6. 平成10年 3月 第62回日本循環器学会にて第23回佐藤賞 受賞

7. 平成20年 9月 第56回日本心臓病学会Clinical Research Award
（内科治療部門）受賞

8. 平成24年 3月 米国心臓病学会（ACC）
The Simon Dack Award for Outstanding Scholarship 受賞

学会など：

日本循環器学会（社員、FJCS）、日本内科学会
日本心臓病学会（FJCC、評議員）、日本心不全学会（理事）
日本冠疾患学会（理事）
日本抗加齢医学会（評議員）、日本血管生物医学会（評議員・監事）
American Heart Association（fellow、評議員）
American College of Cardiology（FACC、評議員）
International Society of Heart Research, Japan Section（理事）
European Society of Cardiology（fellow）

編集委員など：

1. Basic Research in Cardiology（Editorial Board, 1999-2004, 2009-present）
2. Journal Mol Cell Cardiol（Editorial Board, 2002-present）
3. Cardiovascular Research（Editorial Board, 2004-present）
4. Circ Journal（Editorial Board, 2004-present, Associate Editor, 2005-present）

5. Journal of Cardiology（Editorial Board, 2004-present）
6. Current Cardiology Review（Editorial Board, 2004-present）
7. Journal of the American College of Cardiology（Editorial Board, 2005-2014 / Deputy Editor, 2014-2016）
8. Cardiovascular Drugs and Therapy（Associate Editor, 2007-present）
9. International Journal of Gerontology（Editorial Board, 2007-present）
10. Circulation（Editorial Board, 2008-2018）
11. Clinical and Translational Science（Editorial Board, 2008-present）
12. Am Journal Physiology（Associate Editor, 2011-present）
13. International Heart Journal（Editorial Board, 2011-present / Consulting Editor, 2015-present）
14. Hypertension Research（Editorial Board, 2012-present）
15. International Journal of Cardiology（Editorial Board, 2016-present）
16. Structural Heart：The Journal of the Heart Team（Editorial Board, 2017-present）
17. 呼吸と循環（編集協力）（1995-present）
18. Mg&Cardiovascular Diseases（編集協力）（1999-present）
19. 血管医学（編集アドバイザー）（2001-present）
20. Angiology Frontier（編集アドバイザー）（2002-present）
21. ハートナーシング（編集同人）（2003-present）

執筆した英語原著論文：407 編
英　文 review 論　文：34 編
英文ガイドライン：3 編
英文共著単行本：34 冊

（2020 年 3 月現在）

目次

査読者のキモチがわかる

英語論文ラクラク・アクセプト道

第一之関所 P.31〜

学術誌選び（査読者を知る）

ラクラクAccept POINT

- □雑誌によって投稿規定が異なり、論文の形式が変わる
- □ハイレベルな科学研究がハイレベルな雑誌に掲載されるとは限らない
- □採否は査読者で決まる
- □自分の研究に一番理解のある雑誌に投稿する

第二之関所 P.45〜

タイトル・アブストラクト 共著者を決める

ラクラクAccept POINT

- □タイトルは魅力的か
- □内容が2分でわからなければ即リジェクト
- □自分の味方になる共著者・査読者をえらぶ
- □仮説の証明は十分か
- □字数制限は厳守
- □査読はトーナメント方式

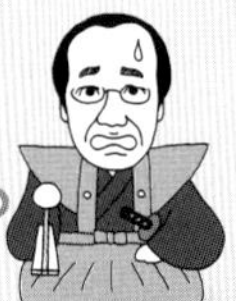

忙しいのに査読依頼がきたぞ。
おもしろくなさそうなら、
即リジェクトだ。

P.90〜

Method

ラクラクAccept POINT

- □正確に
- □何に対して何をしたかをクリアに
- □わかりやすく淡々と

第五之関所 P.93〜

Result

ラクラクAccept POINT

- □相手の思考回路の順番どおりに
- □どのような集団に、どのようなことをしたのかがわかるように
- □結論が導きだせるように

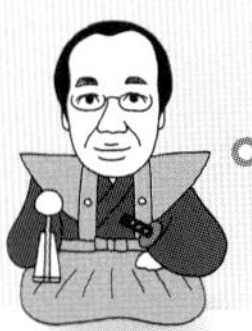

おや、意外におもしろい
ことが書かれているかも。
もう少し読んでみるか。

論文作成の奥義

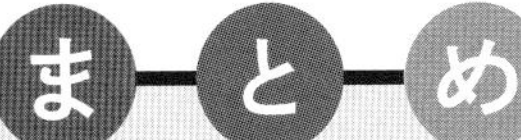

第三之関所 P. 69～

英語で考える

ラクラク Accept POINT

- □ 英語論文は英語で考える
- □ 英語論文は欧米人の思考回路で書く

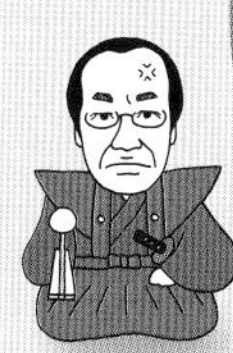

第四之関所 P. 83～

Introduction

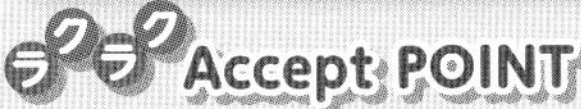

- □ 基本は2段落
- □ 長いイントロは嫌われる
- □ 倫理の記載は重要
- □ 形容詞をたくさんつけない
- □ 主語が頭でっかちにならないように
- □ 魅力的に書く
- □ 文法には忠実に

P. 95～

Discussion

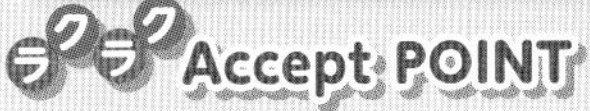

- □ Introductionに書かれた作業仮説と呼応すること
- □ 結論が結果と必要十分になるように
- □ 研究の意義がわかるように

P. 102～

Reference

ラクラク Accept POINT

- □ だれが査読者になるかを予想して、編集者がだれかを想定して文献を引用し、執筆する

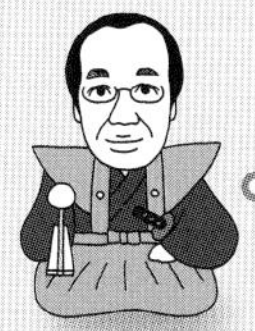

論文仕上げの奥義へと続く P. 107～

アクセプト率をグンとアップする

英語論文ラクラク・アクセプト道

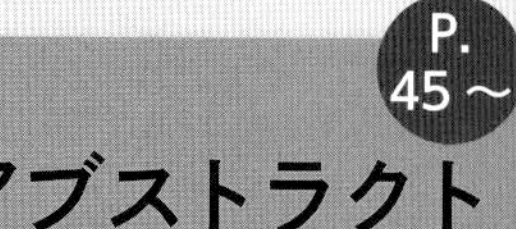

アブストラクト

P.45～

ラクラクアクセプト率 UP POINT

- □ 査読者にわかりやすい図表か
- □ 提起した疑問・仮説は明確か
- □ 研究の方法や使用材料はわかりやすく書けているか
- □ 結論が明確に書かれているか

タイトル 共著者の選定

P.59～

ラクラクアクセプト率 UP POINT

- □ タイトルは魅力的か、本文を読んでみたくなるか
- □ 共著者はあなたの研究に本当に貢献した人か

Method

P.90～

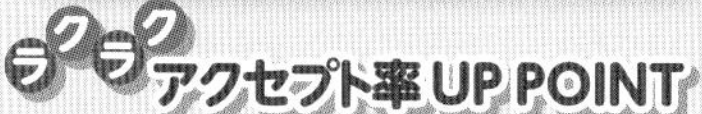

ラクラクアクセプト率 UP POINT

- □ 倫理・利益相反の問題が記載されているか
- □ 倫理委員会で承認されているか
- □ 承認番号が記載されているか

Result

P.93～

ラクラクアクセプト率 UP POINT

- □ ロジカルに、結論が導きだせるように書けているか
- □ 図表にある数字を本文に再掲しない

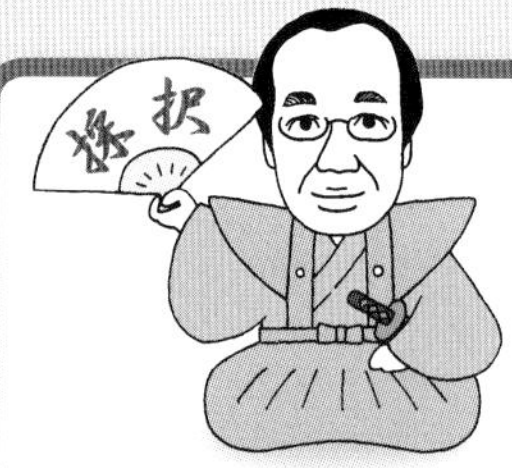

アクセプト率 UP の奥義

- □ 査読者の推薦と、忌避はかならず！
- □ 論文の特徴をあらわすキーワードを設定する
- □ カバーレターは定型のものでOK

論文仕上げの奥義 まとめ

論文は英語で書く
P. 69～

ラクラク アクセプト率UP POINT

- □ 文章は、結論が先に書けているか
- □ 英語独特の言い回しができているか

Introduction
P. 83～

ラクラク アクセプト率UP POINT

- □ 基本は2段落
- □ イントロはA4で1枚に

Discussion
P. 95～

ラクラク アクセプト率UP POINT

- □ 結果から導き出せるもののみになっているか
- □ Introductionにかかれた仮説と呼応しているか
- □ 結論と結果は必要十分か
- □ 研究の意義がわかるか

Reference
P. 102～

ラクラク アクセプト率UP POINT

- □ オーソドックスなものはかならず引用
- □ 引用論文数の規定数ぎりぎりまで引用
- □ 査読者になる可能性のある研究者の論文は引用
- □ 投稿規定の決まりに従って表記

- □ reviseが諾否を決める
- □ 編集委員が採否を決めることをわすれるな
- □ 反論レターを書くこともできる
- □ 決してあきらめない

Never give up!

アクセプト道回り道なし

英語論文ラクラク・アクセプト道

論文投稿

ラクラクAccept POINT

□投稿規定を守る

1文字でもオーバーは許されまじ。参考文献の書き方も注意じゃ。

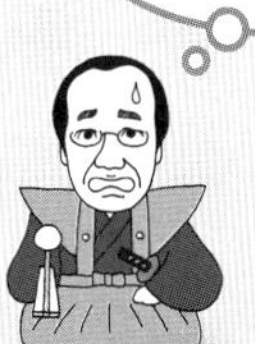

雑誌社からの返事

ラクラクAccept POINT

□先方の意図を読み間違えない

□reviseするか、別の雑誌に投稿しなおすか、慎重に判断

雑誌社からの返事

ラクラクAccept POINT

□minor commentsなら2～3日以内に返事を

□rejectされたら反論することも可能

□major commentなら再度revise へ

リジェクト決定

アクセプト決定

論文アクセプトの奥義

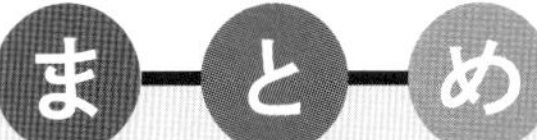

reviseする

ラクラク Accept POINT

- ☐ reviewerは神様
- ☐ 神様の言うことはすべて傾聴
- ☐ letter to reviewerは、へりくだってていねいに。
- ☐ reviewer からの返事の行間を読む。
  - 追加実験が必要か
  - discussionだけで済ませるか

書き直して投稿

ラクラク Accept POINT

- ☐ 投稿規定を守る

読んでくださってありがとう、の気持ちが大事。真摯な対応姿勢を忘れずに。

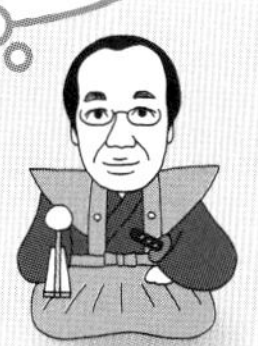

別の雑誌に投稿

- ☐ 残念会をして、作戦を立て直す。

第一之関所へ戻る
P. 31〜
論文作成の奥義を参照

あっぱれじゃ!

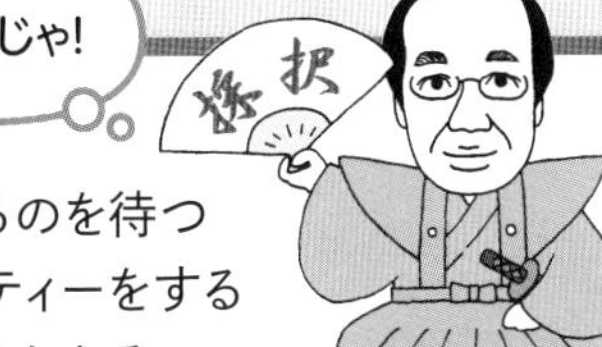

- ☐ ゲラ刷りが来るのを待つ
- ☐ お祝いのパーティーをする
- ☐ 次の論文にとりかかる

新しい投稿にチャレンジ!

はじめに

◆一流誌にアクセプトさせるということ

皆さんのなかで、スポーツをされる方はたくさんおられると思います。若い方は、野球、サッカー、テニス、バドミントン、卓球、中年になるとゴルフ、ソフトボール、ご高齢になると、ゲートボールでしょうか？　私も、子どものころは少年野球、大人になってからは、少しのテニスとへたなゴルフをしてきましたが、一向に上手になりません。

ご承知のようにどのスポーツも本番のゲームに出る前にある程度練習してから始めます。卓球、テニス、サッカー、バドミントン、ソフトボール、野球など、ほとんど練習をしなくても下手なりにぶっつけ本番でも何となく楽しめます。もちろん、ある程度そのスポーツを楽しもうと思うと、テニスであればテニススクールに通い、野球であれば一日 1,000 回素振りをして、というようにかなりの練習が必要ですが、卓球であれば、温泉卓球でも十分に楽しいものです。ところが、ゴルフだけはぶっつけ本番は絶対無理です。周到に何回もゴルフ練習場で練習して、私の場合などお金を払ってゴルフレッスンに参加して、練習に練習を重ねても、本番に出ると全くダメで楽しいどころか苦痛が満載です。でも、本番前に練習をしなければ、本番ではさらに輪をかけて苦痛が襲います。

「英語論文をアクセプトさせる」ということは、実はこのゴルフの悪夢のような実体験に似ています。「英語論文を書く」という行為については、英語が多少下手であってもまがりなりに行えます。それはテニスや卓球と同じです。極言すれば、日本語で論文を書いてそれを英語がネイティブな外国人に翻訳してもらえれば英語論文は書けます。最近は、Google の翻訳機能を使えば無料で日本語を英語に翻訳してくれるので、日本語を英語に翻訳することに対するハードルはより低くなります。でも、日本語を英語に変換するときに自然科学系英語論文ならではのノウハウがあります。英語文化圏の中で英語論文を書くのはどういうことなのか、それを、本書で可能な限りお伝えしようと思います。でも「英語論文を一流誌にアクセプトさせる」には、それだけでは十分ではありません。実は「英語論文を一流誌にアクセプトさせる」には、ゴルフのような周到な準備が必要です。そのような周到な準備なしに論文を準備して投稿すると、アクセプトされるべき論文もアクセプトされなくなってしまいます。

「そんなことはない、私の論文はよくアクセプトされるよ」とおっしゃる方がおられると思います。それもゴルフと同じです。ゴルフは、通常は 18 ホールを 72 打で回るのですが、100 打で回れれば十分に上手だと言われています。私など 18 ホールを 72 打で回るところを 130 打で回ったときでさえ、たまに会心の一打を打つことができます。周りの人は「今の一打は、今日一（きょういち）（今日一番のことです）だね！」と言ってくれますが、それはあなたの論文がたまたまアクセプトされるのと同じです。あなたの論文が通っているのは、たまたま“今日一”であっただけであり、それは、偶然であり必然ではないのです。

「そんなことはない、自分はレベルの高い科学研究をしているので書いた論文がアクセプトされるのであって、“今日一”なんて心外だ。私の高いサイエンスレベルから言えば、論文がアクセプトされるのは偶然ではなく必然なのだ」とおっしゃる方がおられると思います。失礼しました。でも、ここでは、あなたの科学研究のサイエンスとしてのレベルの高さの話をしているのではないのです。「英語論文をアクセプトさせる」ための方法論の話です。「あなたの書いた論文は、あなたのサイエンスのレベルの高さに見合ったレベルの雑誌に通りましたか？」ということです。あなたの準備不足のため、あなたの英語論文アクセプト術への認識不足のために、あなたの論文が、多くの科学性の高い研究者が一目置く一流学術雑誌にアクセプトされることを逃して、多くの研究者があまり注目しない雑誌に余儀なく掲載されているかもしれないということです。「多くの科学性の高い研究者が一目置く」ということは、賛否両論ありますがインパクトファクターが高いというメトリックスで表されます。

◆英語論文を英語文化圏で書くとは

私が、ここでお示ししたいのは、「英語論文を英語文化圏の人々に対して書くということはどういうことか、英語論文を通すための戦略と戦術はどのようなものか」、ということです。戦略とは、大会に勝利するために戦いの計画・組織・遂行する方策であり、戦術とは、戦略の枠内で個々の戦いを計画・遂行するための通則です。論文を通すことは、もちろん戦いではなく科学的かつ紳士的な知的活動ですが、その論文のアクセプトを決めるのが人間ですので、そこにはおのずと立ち居振る舞いへの計画・作法が出てくるわけです。そのためには、戦略を決めて、戦術を駆使するに越したことはありません。

「あなたにそのようなことを論じる資格と能力があるのですか？」という大変重要な質問をされる方もおられるかと思います。日本人の中で、私以上にたくさんの英語論文をご自分の CV（curriculum vitae, 履歴書）に書かれている方はたくさんおられるでしょうし、私の論文より科学性の高い論文を書かれた方もたくさんおられます。でも、私も、これまで自分が主体となって基礎・臨床研究を行い、自分自身で論文を書きアクセプトまでこぎつけた英語論文総数は 100 を下らず、私の部下が書いた論文で私の添削した論文、共同研究者の論文でアクセプトに尽力した論文は、400 を超えます。いわゆる名前だけの gift author として記名されている論文は１つもないというのが私の小さな誇りです。そのなかで、論文のアクセプトという観点からかなりの修羅場も潜り抜けてきておりますので、私の意見に耳を傾けていただいても損はしません。さらに、私はいろいろな学術雑誌の副編集長（associate editor）や editorial board member（編集委員）をしており、今でも年間 100 以上の英語論文の査読をしています。その経験から、あなたの論文をよりアクセプトに近くするためのアドバイスをしてあげることができると思います。ぜひ、最後までお付き合いください。

Ⅰ章

アクセプトされる論文の書き方

1. 論文投稿からアクセプトへの道のり

あなたは、今まで何年も、血のにじむような努力で基礎研究・臨床研究を行ってきてやっとその成果をまとめる段階まで来ました。では、そのあとどのような手順を踏めば研究は完遂するのでしょうか？　それは英語論文として学術雑誌に投稿してアクセプト（採択、accept）の通知を得ることです。論文を投稿された経験のある方はおわかりだと思いますが、論文投稿などしたこともないという方もおられますので少し、まず、論文投稿までの道のりについて述べてみます。

1）どの学術雑誌に投稿するかを決める

ご自分のされた研究を英語論文として書きますが、その前に、まずどの学術雑誌に投稿するかを決めます。どの学術雑誌に投稿するかを決める具体的な方策はのちほど述べますが（p. 31～）、どの学術雑誌に投稿するかが決まらないと学術雑誌ごとに全体の文字数、論文の形式、参考文献の書式などが異なるので、投稿雑誌を変更すると論文の形式を大きく変更しなければいけなくなります。たとえば、アブストラクト（抄録、abstract）は、250 文字の雑誌もありますし、300 文字の雑誌もあります。300 文字で作成したものを 250 文字に変えるのは、なかなか大変です。文献の数も 30 以下と限られている雑誌もありますし、文献の文字も含めて5,000文字として文献数を規定していない雑誌もあります。これについては、それぞれの雑誌のAuthors Guidelines, Instruction to the Authors（投稿規定）を確認する必要があります。

2）利益相反についてicmje-coi-formを記入する

英語論文ができ上がったら、それぞれの共著者のCOI（conflict of interest, 利益相反）のファイルを用意します。COIは、すべての共著者それぞれからの提出が必要ですから、論文が完成に近づいたら共著者からCOIをあらかじめいただく必要があります。icmje-coi-form（ICMJE※ Conflict of Interest form）は、http://icmje.org/conflicts-of-interest/　からダウンロードできます。

※ICMJE：International Committee of Medical Journal Editors

3）各学術雑誌のホームページへ投稿

いよいよ、投稿作業に入ります。多くの論文は、各学術雑誌のホームページから投稿します。用意するものは、論文の本文、図表、編集者への手紙です。論文の本文には、図表は貼り付けないのが通常ですが、論文によっては、表は本文に貼り付けるように指示しているものもありますので注意が必要です。でも、仮に間違っても致命的なことにはならず、initial quality checkを経て先方から修正投稿するように差し戻されてきます。一般に図表については、1枚ずつ別のパワーポイントやエクセルファイルにしておきます。PDFでないと受け付けないこともありますので注意が必要です。

ホームページから投稿するときには、タイトル、アブストラクト、ネーミング（所属とメールアドレスを聞かれる）、推薦する査読者、回避したい査読者、本文中に書いていてもキーワードなどを入れておかないといけませんので、投稿の作業の前にこれらの情報をあらかじめ用意しておいたほうがよいです。

> **CHECK POINT 投稿に必要なもの**
> - 論文の本文 / 図表 / 編集者への手紙
> - タイトル　• アブストラクト　• ネーミング（所属とメールアドレス）

4）確認作業

投稿のプロセスが終了すると最後に確認作業が必要となります。皆さんがバラバラに投稿したタイトル、ネーミング、所属、論文本文、図表がひとまとめの merged PDF（統合された PDF ファイル）となって提示されます。このひとまとめにする作業は数分かかりますので、少しだけコンピュータの前で待ちます。そこでその PDF を approve（承認）する作業にはいります。まず、先方から提示された PDF を確認します。図表の順番が間違っていたり、訂正した痕跡が消えていなかったり、何らかのミスが見つかりますので、その時は、approve せずに元に戻ってそのミスを修正して再度投稿作業に入ります。そして、再度 PDF を作成して、OK なら approve のボタンを押します。これだけの作業には、慣れていても１時間ぐらいかかりますので、初めての投稿のときには、数時間程度の時間がかかるものとして、投稿作業は余裕がある時間帯にしてください。

5）待機→修正→再投稿……

ここから数週間待ちます。レベルの高い雑誌は 2～3 日で返事がきます。これは reject（掲載不可、リジェクト）ということです。つまり reviewers（査読者）に回る前に editor（編集者）のレベルで論文が reject されたということです。Review のプロセスに回ったかどうかは、皆さん方の ID とパスワードから入った学術雑誌のホームページから常時確認できます。数週間後、皆さん方のメールアドレス宛に editor から返事がきます。ここの書きぶりにもよるのですが、修正して再度投稿するかどうかを判断します。これもどのように考えるべきなのか、後ほど述べます（p. 111～）。修正してアクセプトされそうでしたら、再度投稿します。今度は、論文の本文、図表、手紙に加えて、査読者への返事の手紙が必要となります。これを繰り返して、最後にアクセプトされればOKです。もし最終的にアクセプトされなかったら、指摘いただいたコメントを基に論文を改訂して別の雑誌に投稿します。

このプロセスの中で、いろいろと注意する点やハードルがあり、それをうまく乗り越えないと一流雑誌にはアクセプトしてもらえないのです。では、その中身について順次見ていきましょう。

2. 高い科学研究レベル≠ハイレベル雑誌への掲載

あなたは、あなたの素晴らしい研究を、医学の分野で言えば生化学、循環器学、疫学など、あなたの研究領域で一番評価してもらえる一流雑誌に投稿したいと思います。一流雑誌に掲載される論文にするためには、科学としてのレベルの高い研究をしなくてはいけないことはもちろんですが、**科学として素晴らしい研究がレベルの高い学術雑誌に掲載されるか否かは全く別問題**です。さらに素晴らしい論文として仕上がっていても、形式や中身の書き方が間違っていたり、論文投稿の手順を間違うとアクセプトまでに余分の時間がかかったりします。

明らかにだれが見ても素晴らしい研究は、どのような通じにくい英語で論文を書いたとしても、どのような間違った手順で投稿しようとも、最終的にアクセプトされます。しかし多くの論文を査読させていただいて、それらの科学性の高さは100点満点で70点ぐらいのものが多いのです。その科学性のレベルが90点の論文は、どのような書き方をしてもアクセプトされる確率はほぼ100％ですし、科学性のレベルが40点の論文はいかに素晴らしい書き方をしてもリジェクトされてしまいます。でも、大多数の論文が70点前後でひしめき合っているなかで、書き方次第では同じレベルの科学性にもかかわらず、ある論文はアクセプトされてある論文はリジェクトされるのです。もっと言えば、科学性が100点であったとしても、その事実は論文がアクセプトされることによって初めて世間に向かって発信されるわけです。ですので、良い論文を書かなくてはいけません。ガリレオ・ガリレイのように、裁判に負けた後に「それでも地球は回る」と言っていたのではダメなのです。「地球が回る」ということについて、**説得できる論文を書かないと負け犬の遠ぼえ**になってしまいます。

あなたの論文の科学性は、“研究の神様”がいたとして、その“研究の神様”から見たときに、Results（結果）に書いている内容以上でも以下でもないのは当然です。しかしながら、**あなたの論文の科学性に対して評価を加えるのは、“研究の神様”ではなく査読者と編集長（The editor-in-chief）や副編集長などの編集者**です。これらの方々は、高い科学的な視点を有しており、あなたの論文を正当かつ科学的に評価しますが、彼らも人間である以上やはり何らかのバイアスが入ります。仮に“研究の神様”や“科学の神様”がおられたとしても、あなたの研究が科学の世界でどの程度重要なのか判断するのは大変難しいと思います。大体において科学における発見は、科学の世界においてその優劣はないのです。科学における優劣は、**その発見が実社会にどれだけのインパクトがあるのかという科学とは関係のないところで判断される**のだろうと思います。

でもあなたの論文が、査読者や編集者のバイアスに負けてしまって正当な評価を受けられなくなり、挙句の果てにすべての学術雑誌からリジェクトされることだけは避けなくてはいけません。あなたの研究が論文化されて、レベルの高い雑誌に掲載してもらうことは広く多くの研究者の目に触れることになりますから、やはり同じ論文を書くのならレベルの高い雑誌に掲載されたいものです。

では、あなたが書いた論文がどのように評価されるのか、もう少し詳しく見ていくことにいたしましょう。中国の孫子は「知彼知己、百戰不殆。不知彼而知己、一勝一負。不知彼不知己、毎戰必殆」と言いました。「“自分の能力”と“その立ち向かう対象のこと”を知らなければいくさは戦うたびに負けますよ」というのはまさしくそのとおりです。一方、自分の能力を知っていて、**立ち向かう相手のことをよく知っていても良い結果が出るとは限らない**のが、この

『孫氏の兵法』と論文のアクセプトの差異です。そこには、『三国志』の中にある「天の利、地の利、時の利、人の利」があります。本書では、そこに切り込みます。まさに「アクセプトされる論文の書き方」です。

3. 論文査読の第一関門

1) あなたが立ち向かう査読者はどんな人？

あなたの投稿した論文はどのようにハンドリングされるのでしょうか？　あなたは、あなたが"立ち向かう相手"のことを知らないと「天の利、地の利、時の利、人の利」を使う余裕がありません。

まず、投稿された論文は、2〜3人の査読者（reviewer）とその査読者の意見をまとめて最終的な判断を行う編集長（the editor-in-chief, the chief editor）または副編集長（the associate editors）により審議されます。このプロセスをreview（レビュー）と言います。通常、編集長があなたの論文をどの副編集長に担当させるかを決めます。あなたの論文の担当となった編集者（通常は副編集長）は、2〜3人の査読者を選びます。査読者は、主に編集委員から選びますが、より適任の方が編集委員以外におられたらその方を指名します。私が、副編集長をしているAm J PhysiologyやCardiovascular Drug and Therapy, Circulation Jでは、編集者が2〜3人の査読者を選びますが、通常、時間の節約のためその2〜3倍の人数の方に査読依頼をメールして査読を引き受けてくれるか否かを打診します。打診したなかで断ってくる方もおられます。その理由は、busy, not my research area, not interested, vacationなどいろいろですが、断わられることを覚悟して、その分野のエキスパートの方5〜6人に依頼をかけます。

Am J Physiologyでは、循環器系の数学的モデルの研究など通常の循環器病学と少し離れた内容の論文が投稿されることもあり、10人以上の査読候補者にメールしてやっと3人の方に査読していただけるということもありますが、通常は、比較的簡単に査読者は見つかります。興味ある論文だと数分で査読者が決まることがあり、それ以外の方には、not needed というメールが即座に配信されます。もし、あなたに**査読の依頼があったときは、なるべく引き受けるようにすること**をお勧めします。他人の論文を査読することは、大変勉強になりますし、また、ほかの査読者の意見や編集者の意見を見ることができますので、自分の論文を書いたときの参考になります。また、編集者の方と人脈ができます。この、人脈が論文を通すうえでとても大切であることを後ほどお話しいたします（p. 38〜）。

2）peer review systemとは

この論文評価のシステムは、peer review system と良い研究者仲間や同じ分野の専門家による評価や検証のことを指します。査読者も自分が論文を投稿したときは、review されるほうに回りますから、相互評価となります。査読を行う側は著者に対しては完全に匿名であり、著者の行動とは独立に行われるため、著者に忖度しない遠慮のない批評がされ、またコネによる論文採用を抑制することができる利点があります。ただ、査読者がその著者の研究やその著者自身に対していい印象を持っていなかったときには、バイアスのかかった意見がなされることがあります。また、その査読者がその論文の著者と競合する研究をしていたときには、恣意的にその論文を落とすような意見を述べることもありますので、この peer review system は、論文の評価系として両刃の剣の要素もあります。そのようなバイアスをなくすために、編集者は査読者を conflict of interest（COI, 利益相反）のないような方から選ぶように配慮しますし、また、査読者が論文の筆者に対して COI がないことを書面で宣言させる雑誌もあります。でも、**表面上の COI は回避できても心の中の COI は回避できません**。

査読者の心の中の COI ということはどういうこととはどういうことでしょうか？　日ごろのあなたの学会活動・研究活動において、肯定的に見てくれている方も、逆に否定的に見ている方も、あなたの論文に対しては何ら無垢でないといけないはずなのに、色めがねで見てしまうということです。これが“心の中の COI”です。何を言っているかって？　あなたは、あなたを取り巻く研究者の世界でなるべくみんなに好かれるキャラであることが大切だ、ということです。

この peer review system の中で、**一番強い力を持つのがあなたの論文を担当した編集者**です。かりに３人の査読者があなたの論文をアクセプトすべきだと返事を返してきても、あなたの論文を担当した編集者がその論文をリジェクトすることができます。査読者は、編集者の諮問機関のメンバーのようなもので、査読者に論文採否の決定権はありません。皆さんもたまに３人とも好意的な返事なのにリジェクトされたという苦い経験があるかと思いますが、それは多分にその担当編集者の思惑があります。その編集者が、何らかの理由でその研究を高く評価しなかったということです。逆の場合も、もちろんあります。３人とも大変厳しい意見を言ってきているのに、「きっちりと返事に応えてくれたら通してあげるよ。２番目の査読者が主張している追加実験は、しなくてもいいよ」と言ってくれる場合もあります。これは、実際私たちの投稿論文[1)]でのコメントに書かれていた文言です。

Dear Dr. Kitakaze :

Your manuscript, “A dipeptidyl peptidase-IV inhibitor improves diastolic dysfunction in Dahl salt-sensitive rats,” submitted for publication in the Journal of ○○ and △△ , has been read by expert(s) in the field. The reviewer(s) commented favorably on your manuscript, but had some worthwhile suggestions. I am pleased to accept your manuscript, based on your revising it according to the recommendations of the reviewer 3. Please note that no new experiments are required and that the concerns raised by the reviewer 3 should be easily addressed in the discussion. In your response to the comments of the reviewer(s), please list changes and their locations in the revised paper. These should be keyed to the general and specific concerns.

下線を引いた文章を見てください。「(査読者が提案している）新たな追加実験は行う必要はありませんし、査読者3が述べている問題点はディスカッションのところでリスポンスすればいいですよ」。 なんとも超好意的なお言葉でしょうか！ ありがたく編集者の忠告に従い返事を書いて無事アクセプトしていただきました。たぶんこの副編集長は、私または私のグループの研究に対して日ごろから好意的なのでしょうね。

ただ、3人の査読者がそろって否定的な意見を述べているときに担当編集者がその論文をアクセプトすることは難しく、逆に3人とも好意的な意見を述べているときに担当編集者がその論文をリジェクトするということも難しく、たいていは担当編集者もOKとする方向に向かいます。つまり多くの場合、**担当編集者を含めたこの4人の審査員を納得させると論文はアクセプトされる**わけです。ある意味、論文をアクセプトさせるには、あなたの分野の研究者数万人の了解は必要なく、**たった4人だけにあなたの仕事の妥当性を納得していただければよい**ということになります。最大限4人のOKがあればNatureでもScienceでもアクセプトされるのです。

ラクラクAcceptの秘訣 1

論文をアクセプトさせるにはまず査読者のことを考える

—査読者は神様です！

3）査読はボランティア

蛇足ですが、このpeer reviewのプロセスはすべてボランティアで謝金や給料は出ません。査読をたくさんするとその学術雑誌からクラッシック音楽のCDが送られてきたり、年間通してたくさんの論文を査読してくれた方には表彰状や盾が送られてくることがたまにありますが、基本は金銭のやり取りのないボランティアです。

さらに蛇足ですが、なぜ、多くの研究者は、私も含めて論文の査読をたくさんするのでしょうか？　それは実は無料奉仕のボランティアだからです。一般に、人の行動を規定する因子として、“社会規範（a social code)”と“市場規範(a market code)”があります。社会規範とは 人と人との関係にかかわる行為を規律する規範であり、市場規範とは会社からもらう給料や、普段の買い物での支払いなど、市場での取引を前提とする規範です。最近テレビを見ていると、以下のことがインタビューされていました。

「あなたに街角に立って恵まれない人に役立てるために募金を集める依頼が来ました。そのときに条件が①～③のとおりです。どの条件のグループが一番募金を集めたでしょうか？　①報酬なし／②報酬は集めた募金の1%／③報酬は集めた募金の10%」

こたえは、「①のグループ、次に③のグループ、最悪は②のグループ」でした。ここからわかることは、人はまず、社会規範で動くのです。人の行動を最大に促すものは、お金で動く市場規範ではありません。社会規範は市場規範より上位に来ます。でも、「一旦、市場規範で動こう、つまりお金を受け取ろう」と決めたなら、高いお金をくれるほうに自分の身を置くわけです。お金をたくさん儲けることが市場規範としては重んじられるからです。ボランティアをする人は、ボランティアをされる人よりより幸せであると言われています。皆さん、学術雑誌から査読の仕事が来たときには、ぜひ引き受けてください。

ただ、最近見知らぬいわゆるハゲタカジャーナルから査読依頼が来ることもありますので、それは引き受ける必要はありません。ハゲタカジャーナルとは、査読誌であることをうたいながら、著者から論文投稿料を得ることのみを目的として、適切な査読を行わない低品質のオープンアクセス形式のジャーナルのことです。ハゲタカは、vulture と英語で言いますが、ハゲタカが論文に出てくることはないので覚えなくてもよい言葉です。アメリカの子ども向けのABC を教える絵本に Vulture with Violin, Walrus with Wig という V と W を教えるフレーズがあります。でも、Vulture with Wig のほうがよいと思いませんか？

4. 査読者のホンネを読む

ここまで論を進めてきて、論文のアクセプトに一番大事なのは査読者だということがわかりました。もちろん論文投稿者には査読者が誰であるかわからないのですが、**論文投稿者はその査読者の心情を読むことが大切**になります。では査読者が、ボランティアとしてどのような状況であなたの論文を査読しているか、少し考えてみましょう。

あなたの論文の査読者は、「よく晴れたある朝、クラッシックの流れる教授室や部長室で、炒りたての豆で秘書が入れてくれたコーヒーを飲みながら、ゆったりとした気持ちで、あなたのこれまでの仕事を十分理解しながらあなたの論文を査読している」のでしょうか？　多くは違います。多くの査読者は、大学や勤務先の病院での基礎研究や臨床での仕事を終え、疲れきって夜８時に教授室や部長室に帰ってくると、学科長や病院長から呼び出しがあり、急いで部屋に行ってみると、部下の研究や業務のことで大いに文句を言われ、すごすごと自分の部屋に戻り、腹立たしい気分でメールを見ると、あなたの論文について査読依頼があります。**「こんな忙しくてしんどい時になぜ査読をしなくてはいけないのだ、こんちくしょう」と思いながら査読していることが大半**なのです。論文をアクセプトに導くためには査読者の論文に対する好印象が大切になりますが、そのような査読者の最悪の状況で査読していただいて、もしその査読する論文が少しでも理解しにくくて**タイプミスが多ければ、査読者は即リジェクト**にしてしまいます。**査読者はあくまでもボランティアなので、あなたの論文のよき理解者ではありません。**ですから、査読者に対してはとくに丁寧に対応しないと、あなたの論文の科学性の高さを評価するより、あなた自身の論文への不注意に腹を立ててしまい、タイプミスはあなたの論文の科学性に何ら関係ないのにリジェクトしてしまう恐れがあるのです。もし、この査読行為が有償であるなら、料金に見合った査読をしなくてはいけないので、雑誌社のためによい論文を選ぶということが査読者の業務になるため多少のタイプミスは見逃してくれるでしょうが、いまの**peer review systemでは、ボラン**

ティアの査読者こそが王様です。

つまり一度論文を読んだときに抵抗感なく頭の中に入ってくる論文、理解しやすくその研究の訴求ポイントが明確に書かれている論文、あれ、面白いことを研究しているなと思わせる論文、タイプミスのない論文、文意がわかりやすい論文を書かないといけないのです。アメリカ留学中によく言われましたが、1つの論文で3つの単純なタイプミスがあっただけでこの論文は a carelessful manuscript と取り扱われ、1つの論文で3カ所査読者に首を傾げさせるような文意不明な場所があれば、a meaningless manuscript とされ、査読者の心情を大きく悪くしてしまいます。論文の中身がもちろん一番大事ですが、外観にも最大の注意が必要です。論文評価は、形而上の減点主義と形而下の加点主義の両方が採用されます。前者は間違いのない正当な判断を下していただく論文を書くことであり、後者は positive な COI を持っていただくということなのです。この意味でも、日ごろの学会活動はとても大事です。

- タイプミスが多い。
- 論文に少しでも理解しづらいところがある。

ラクラク Acceptの秘訣 2

最大限英文のミスのない論文を仕上げろ！

―査読者の査読する際の心情を考える。

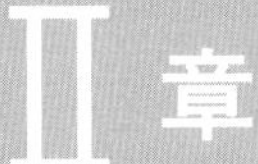

アクセプトへの道は投稿先選びから

1. どうする？　学術誌選び

もしあなたが画家だったとして、あなたの作品をどの画廊に並べるのかということはとても大切です。というのは、適切な画廊とあなたのことを理解している画商の選択が、あなたの書いた素晴らしい絵を世間に対してより効率よく知らしめることになります。また、当然ですが、和食の料亭には和食好きの人が集まるのですが、その和食の料亭にあなたが料理した絶品のフランス料理を陳列しても、和食を楽しもうとしている方の注目を浴びることはとても難しいということです。

このことからわかるように、あなたの貴重な仕事が、あまたある学術雑誌のなかでどの雑誌に掲載してもらうのかは、あなたの研究を正当に評価してもらうためにはとても大切なことです。あなたのすばらしい研究がどの雑誌にでもとりあえず掲載されればよいということではありません。極端な例ですが、お金で掲載が可能となるハゲタカジャーナルなどだれも見向きもしません。

あなたがいい研究をしたあとは、その論文をベストな状態でベストな場所に掲載していただき、多くの方の目に触れて適切な批判と正当な評価を受けることがあなたの研究自体を進めていくうえでとても大切なのです。というのは、あなたの今の研究をベストな学術雑誌に掲載させることが、あなたの次の素晴らしい研究への布石になるからです。ある専門分野で３つの論文をきっちりした雑誌に掲載できれば、あなたは、その分野でひとかどの研究者として認められます。この3つのレベルの高い論文を質の高い雑誌にアクセプトさせることがその次に続く3つの論文をアクセプトさせることにつながるからです。それがひいては次のグラント（研究費）獲得につながります。そのなると、あとはpositive feedbackです。どんどんと良い雑誌にあなたの論文はアクセプトされるようになり、あなたはその分野での研究者として高い地位を手に入れることになります。あたかも「すごろくゲーム」のようなものですので、まず質の高い雑誌にあなたの論文をアクセプトさせることは、その研究を科学の世界に開示する以上の意義があるのです。

要するに、自分の研究の成果をどの学術雑誌に投稿し掲載するのが最適なのか、真剣に考える必要があります。たとえば、私の専門分野の医学系・循環器領域、そして基礎研究、臨床研究、医学一般（基礎、臨床）で、**表**のような雑誌があります。

もし、あなたの研究が医学における循環器系の臨床研究であったのなら、Circulation, European Heart Journal, Heart, International Journal Cardiologyなどに出すのですが、それをどう決めるのでしょうか？　一般的な傾向として、ヨーロッパ系の雑誌は、観察研究でも比較的アクセプトしてくれますが、アメリカ系の雑誌は、介入研究が通りやすいイメージがあります。もし、あなたの研究がご自分の施設の数百人のデータを用いた前向き観察研究なら、いちどEuropean Heart Journalに出してみる値打ちがありますが、それが後ろ向き研究ならほとんど一流雑誌でのアクセプトは難しいと考えたほうがよいかと思います。ただ、後ろ向き研究でも、症例数が数千とか数万で、そこからかなり普遍的な新規性のある結果がでてきたのなら、上位の雑誌をトライしてみることをお勧めします。どの雑誌にアクセプトされるのかは、自分の研究結果の新規性がどれほど高いか、かつその新規性が科学的に立証されているかによります。新規性が高くても科学的・論理的に落ち度がなく証明されていないといけませんし、科学的・論理的に落ち度がなくても**新規性がないとダメ**です。**新規性、科学性、論理性、将来性、重要性はあなたの研究をどの論文に出すかを決める点で大きな判断材料**です。医学系以外の論文も基本姿勢は同じです。た

表 おもなレベルの高い医学系・学術雑誌

循環器領域の基礎研究を対象とする雑誌	
• Circulation Research • Cardiovascular Research • J Molecular Cellular Cardiology • Am J Physiology	
循環器領域の臨床研究を対象とする雑誌	
• Circulation • European Heart Journal • Journal of American College of Cardiology • Heart • International Journal Cardiology	
医学一般	
【基礎研究】 • Cell • Nature • Science • J Clinical Investigation	【臨床研究】 • New England Journal of Medicine • The Lancet • JAMA

だ、どの論文がよいのかは、あなたの属する研究グループでのコモンセンスに従う必要があります。上司の先生や先輩の先生の意見を参考にしてどこに投稿するか決めてください。

TIPS

①ヨーロッパ系の雑誌→前向き観察研究

②アメリカ系の雑誌→介入研究

※何よりも、新規性がないとダメ。論文中に新規性がどこにあるのかを明確に述べる。

【新規性とは】

では、ここで言う新規性とは何でしょうか？ “新規性”とは、ずばり**実社会または科学が構築する社会に対する新たなインパクト**です。実社会に対するインパクトが大きい研究は、より発明性の高い研究であり、科学社会に対するインパクトが大きい研究はより発見性の高い研究です。だだ、発見的研究も発明的研究も、**基本は、事象Aと事象Bの間の「A→B」という因果関係を求めること**です。これが科学の定義です。「風が吹けば桶屋が儲かる」という大胆な仮説を言いだし、おのおののステップの因果関係を証明することが自然科学における科学研究です。このようなありとあらゆる研究の中で、素晴らしい研究とは、予想外の事象を証明すること（自然科学）、もしくは実生活大きなインパクトを有すること（応用科学）です。ニュートンの万有引力の法則が素晴らしいのは、それまでだれもが予想もしなかった「もの」と「もの」の間に引き合う力があるということを理論的に証明し、木からリンゴが落ちるのを見てその法則を立証したことです。このようにして見つかってきた真実が、自然科学や応用科学として、蓄積されていきます。その意味では、科学とは、研究を行うことにより、自然界における知識の百科事典（encyclopedia）を作ることにほかなりません。**われわれ科学者・医学者は、人体を含めたわれわれの地球のみならず宇宙空間における普遍的事実の積み重ねを行っている**のです。

これまでに述べたように、あなたの研究成果をどの学術雑誌に投稿するか、換言すると、どの学術雑誌ならあなたの研究を受け入れてくれるかは、あなたの研究の内容次第となります。それにはあなたの行った研究の瀬踏みが必要となります。その瀬踏みとして一番いいのは、やはりあなたの研究に直接関係している先輩の先生、メンター（直接の指導者）の意見を聞くことです。私など、最近研究について後輩から聞かれることは、具体的な研究の方法論ではなく、

「私の研究成果は、どの雑誌に投稿するのがよいと思いますか？」

「私の研究成果をあの雑誌に通すためには、いまの研究成果にどのようなデータをつけ加えないといけませんか？」

「もし、私の論文がこの雑誌にリジェクトされたら、次に投稿するべき雑誌

はどれがよいと思いますか？」

究極は、「私の論文をどこかの雑誌にアクセプトしてもらってください」ということです。そのようなことを言う部下には、ぜひこの本の購読を勧めたいですね！

2. 投稿雑誌のインパクトファクターは高いほうがよいのか？

では、「投稿する論文のレベルの評価に、高校や大学の入学試験のように学術雑誌の偏差値のようなものはないのか」と思われる方もおられると思います。学術雑誌の偏差値のようなものがあれば、自分の論文を投稿する時の目安となります。**学術雑誌の偏差値のようなものの一つがインパクトファクター**です。

【インパクトファクター】

インパクトファクター（impact factor：IF）は、自然科学・社会科学分野の学術雑誌を対象として、その雑誌の影響度、引用された頻度を測る指標です。例えば、ある雑誌の 2019 年のインパクトファクターは 2017 年と 2018 年の論文数、2019 年のその雑誌の被引用回数から次のように求めます。

A=対象の雑誌が 2017 年に掲載した論文数
B=対象の雑誌が 2018 年に掲載した論文数
C=対象の雑誌が 2017 年、2018 年に掲載した論文が、2019 年に引用された延べ回数
∴ C÷(A+B)=2019 年のインパクトファクター

例えば、この 2 年間合計で 2,000 報の論文を掲載した雑誌があったとして、それら 2,000 報の記事が 2019 年に延べ 5,000 回ほかの論文に引用されたとしたら、この雑誌の 2019 年版のインパクトファクターは 2.5 になります。

つまりインパクトファクターは、その雑誌の掲載する論文の被引用回数の平均値のようなものですね。これからわかることは、**その雑誌の人気度がインパ**

クトファクターであり、その学術雑誌のレベルの高さを示すものではないのです。しかし、社会的・科学的影響の高い論文を載せるような学術雑誌は、科学的レベルが高いとみなされてインパクトファクターが雑誌の価値、ひいては載せている論文の価値まで決めるように思われがちですが、実はそうではないのです。当然です。ある雑誌のある号に載っている十数個の論文は玉石混交であり、押しなべて平均的レベルは高いというだけで、あなたの書いたその論文の価値が高いとは限りません。医学や生物系の研究では Cell や Nature、Science などの基礎研究領域でトップクラスの雑誌や、New England J Medicine や The Lancet のような臨床研究領域のトップクラスの雑誌はインパクトファクターが数十点も付いていますが、ノーベル賞候補になるような論文は、インパクトファクターが 2 点とか 3 点のものが対象となることがよくあります。ノーベル賞候補になるような研究は、あまりにも新規すぎて誰も評価できないので評価の固まったレベルの高い学術雑誌にはなかなか通らないのです。ですから、あなたの投稿論文がリジェクトされたら、「This novel manuscript is submitted too soon to be highly evaluated by the reviewers, which is the major reason for the rejection of this manuscript.」と思えばよいのです。でも、投稿論文がリジェクトされるといくら大切な科学的発見をしていたとしても、やはり大きく精神的に落ち込みますので、そのようなことがないように皆さん方は本書を読んでいるのです。

でも、インパクトファクターは、雑誌のレベルを示す一つの目安となるので、よき先輩のアドバイスを得られない方は、インパクトファクターの高い学術雑誌を狙うことはやはりひとつの目安になります。また、ある雑誌にあなたの論文がアクセプトされなかったときは、その雑誌よりインパクトファクターが低い学術雑誌を狙うことになりますが、それは本当は正しいやり方ではありません。ある論文をインパクトスコアーが 10 点の雑誌に投稿してリジェクトされて、その内容を何一つ変えないでインパクトファクターが 12 点の雑誌に投稿してアクセプトされた経験は私自身もよくあります。やはり、**皆さん方のなされた研究に一番向いている理解のある雑誌に投稿するのが一番よい**と思います。そのためには、平生いろいろな雑誌を購読することも大切で、私も 20

代後半、30代前半には、4〜5冊の英文の雑誌を購読していました。若くて給料も安い時代の自費購読ですから、大変でした。で、それらをかばんの中に入れて通学（通勤）途中にぼやっと目を通していました。もちろん、自分の守備範囲の研究についての論文は、目を皿のようにして一字一句読んでいましたが、それとは別に**いろいろな学術雑誌を流し読みすることもその雑誌がどのようなレベルなのか、どのような傾向があるのかを知るうえでとても大切**です。

私は、いろいろな学術雑誌の副編集長をしております。学術雑誌を出版する雑誌社側から見ると、インパクトファクターが一番大切です。それは学術的レベルを保つという意味で大切なのではありません。インパクトファクターは人気のバロメーターでその雑誌の売り上げに直結するため、学術雑誌を出版する雑誌社にとっては大切なのです。もっと言いますと、**インパクトファクターは研究者が用いるものではなく、雑誌の販売者が必要とするもの**なのです。そのため、学術雑誌からの招聘を受けて編集会議のためだけにアメリカに一年に一度は行きますし、遠隔ビデオ会議システムを用いて数カ月に一度全世界を巻き込んだ会議があります。また、アメリカやヨーロッパで学会があれば、学会会期中の朝7時から編集会議があります。そのときの大きなテーマは、いかに投稿論文数を増やすか、いかにレベルの高い論文を投稿してもらうかということです。それはなぜかと言うと、学術雑誌社は雑誌のインパクトファクターを上げて購読数を増やしたいからなのです。ということは、いつまでたっても、科学論文雑誌の格付けにインパクトファクター神話はなくならないということです。結論は、インパクトファクターはある程度の科学性の高さのバロメーターにはなりますが、**インパクトファクターにより単純に投稿先を決めるのではなく、あなたの研究の専門性にあった雑誌に投稿するのがよい**ということです。

ラクラク **Acceptの秘訣 3**

論文投稿先は、あなたの研究を高く評価してくれる雑誌を選べ！

—どの学術雑誌に投稿するかを考える

3. アクセプトに生きるコネの作り方—つまるところは人間関係

コネと言うとなんとなく悪いイメージがあります。もちろん学術論文のアクセプトにコネはありません。それはそうでしょう、論文アクセプトに昨今世の中で話題となっているような忖度があろうはずがありません。ただ、この記載は真実ですが、100％正しい事実ではありません。ここからは、少し微妙な話になります。すべて私の実体験です。

ラクラク **Accept エピソード 1**

アメリカ心臓病学会での話です。私が、学会発表を終えて席に戻ってきて、同僚と話をしていると見知らぬイギリス人の男性が近寄ってこられました。「私は、□□というものです。少しあなたの研究について質問してもいいですか」そのあと10分ぐらい彼と話をして、最後に彼は「実は、私は、○○という雑誌の副編集長をしています。ぜひ　今、あなたが発表された研究内容を○○に投稿していただけませんか？　あなたの書かれた論文をアクセプトできるかどうかは保証できないが、できる限りのことはします」とのことでした。その○○という雑誌は、インパクトファクターが驚くほど高い論文でしたので、にわかに信じがたいお話でしたが、名刺もいただいて、その方いわく「ぜひ、早く投稿してほしい」とのことでした。帰国して論文としてまとめて投稿したところ、多くの問題点が査読者から投げかけられましたが、最終的にその論文はアクセプトされました。

ラクラクAccept エピソード 2

これも、アメリカ心臓病学会での話です。アメリカ心臓病学会では、夜にセミナーがあります。これは、ある限られた研究内容について 2〜3 人の講演者が 30 分ぐらいずつ話をします。その時の講演者の研究内容が私たちのグループの研究内容と近い話でしたので、その講演者とは初対面でしたが、その講演の後、質問をしてそのセミナー終了後も話をしていました。その先生に私どもの研究の内容もお話しして、かなり具体的なデータの話もしました。するとその先生は、「君のその研究内容は大変面白い。ぜひ、それを私が副編集長をしている△△という雑誌に投稿しないか」と言ってくれました。△△は○○ほどではないのですが、当時のインパクトファクターは 10 点を超えており、いまでは 20 点に手が届く雑誌です。もともとその研究内容は、あまり自信がなかったのでインパクトファクターがもっと低い雑誌に投稿しようと考えていたのですが、急遽△△に論文投稿することとしました。その論文も紆余曲折ありましたが、△△に通りました。

ラクラクAccept エピソード 3

日本の学会に出席していた時のことです。学会場の廊下で A 研究者に呼び止められました。その A 研究者とは、日ごろから仲良しでよく研究の話をしていました。彼いわく「聞きたいことがあります。北風さんのこの前発表されていた研究の、この点はどうなっていますか？　まだ、あの研究ではアデノシンを測定していますが、どのようにして測定しているのですか？　イヌで研究していますが、ラットではいけないのですか？　イヌの問題点はどこですか？」などなど、たくさん質問されました。その数日後、以前から投稿していた論文の返事がきましたが、その一人の査読者のコメントが、そのA研究者がされた質問と同じものでした。つまり、私の論文に対する査読者はA研究者だったのです。A研究者にそのことを聞くことはしなかったのですが、ほかの2人の査読者が辛口のコメントだったにもかかわらず、その論文はアクセプトされました。編集者は、多分このA研究者のコメントとそれに対する私の回答のやり取りに重きを置いてくれたのでしょうね。この手の話はよくあります。

ラクラクAccept エピソード 4

先ほど話をしていた学術雑誌の編集会議で、副編集者同士で休憩時間に雑談をします。「やはり、投稿された論文の引用論文（Reference）は、大事だよね。重要な論文が引用されていない論文は、やはりdisqualifyされるよね。自分の論文が引用されていると、少しうれしくなるよね」あなたの論文が投稿されたときに、編集者や査読者の論文が引用されていると、その編集者のテンションが上がるということです。

ラクラクAccept エピソード 5

ある大学院生の博士論文として投稿している論文のアクセプトが公聴会に間に合うかどうかの瀬戸際でした。博士論文の公聴会には、アクセプトされた論文の証明書が必要でした。そこで、差し迫った11月のアメリカ心臓病学会でその投稿論文の副編集長が座長をされているセッションに行き、事情を説明しました。その雑誌もインパクトスコアーが10点を超えている難関雑誌でした。もし、この論文がアクセプトされる方向なら、早めに返事をいただけるとありがたいと。その副編集長は、「わかった、学会終了後に事務局で調べてみる」とのことでした。帰国後2～3日してから、ファックスでアクセプトの手紙が来ました。当時はメールはポピュラーでなく、ファックスでした。それ以降、その副編集長とは大の仲良しになり、今でもよくお会いします。その大学院生も今では大阪大学の教授になって頑張っています。

ラクラクAccept エピソード 6

私のところの大学院生が泣きついてきました。論文がやっと仕上がったのですが、あと、ひと月以内に論文が通らないと公聴会に間に合わないということが判明したそうです。のんびりした大学院生です。ひと月で論文を通すことなんてほぼ不可能です。そこで知り合いの海外の雑誌編集長に事情をお話しして「論文を迅速で見てくれませんか」と依頼しました。幸い彼は快く論文審査を引き受けてくれて、1週間以内に査読してくださいました。どのようなコメントがつくのかひやひやでしたが、幸い追加実験を要求されませんでしたので、この大学院生は無事に卒業できました。

これら6つのエピソードは、次の3つのことを意味します。

①論文は投稿前から査読が始まっている

まず第1は、皆さん方の投稿する**論文は、投稿する前からある意味の査読が始まっている**ということです。もっと立ち入って言うと、あなたの研究の学術レベルが大切なことはもちろんですが、日ごろの皆さん方の立ち居振る舞いも大変大切だということです。

②学会活動は重要

第2は、**学会活動は大変大切**だということです。学会で発表する時点から、あなたの研究はほかの研究者は注目されていますし、また、学会での立ち話もじつは大切な論文を通すための秘訣です。最近、「学会など行かなくてもよい、論文を通すことが業績なのだから」、ということで学会に行かない研究者が増えています。でも、論文を通すのが編集者、査読者の数人の研究者なので、日ごろからの他グループの研究者とのコミュニュケーションは大切なのです。あなたの学会活動は、あなたの学術活動の一つの担保になります。編集者側に立ってみると、このことはよくわかります。日ごろからよく議論している研究者から投稿された論文は、日ごろの学術交流からその研究者のレベルがわかっているので安心です。でも、もしどこかの科学活動において開発途上の国から投稿された論文の担当になったときには、「相手の研究者の顔が見えない分だけ、その投稿論文に疑いの目が入ります。統計計算はきっちりできているのか、実験手技は大丈夫か、倫理的な問題はクリアーされているのか、ねつ造はないか」など余分なバイアスが入ります。

③プレゼン後のコミュニケーションが何より大切

第3は、学会での英語でのプレゼンとその後の会話がとても大切だということです。**エピソード1**にあるように、学術雑誌の編集者は当然英語でコンタクトをしてきます。あなたがいくら良い研究をしても、そのプレゼンで、アメリカ人が聞いていて何を話しているのかわからなければ、評価してもらえません。また、そのあとそのアメリカ人があなたの研究を評価して、もう少しあなたの研究について詳しく聞きたいとプレゼンの後近寄ってきても、そこで英語でコミュニュニュケーションができないと、逆効果になります。いわく「この研究者、本当にきっちり研究しているのか？　彼のサイエンスは大丈夫か？」と。

蛇足ですが、英語は、コミュニュニュケーションのツールですから、話せないといけませんし、書けないといけません。「私は日本人だから大和魂で行きます」というのは、通用しません。でも、なかなか英会話学校にもいけないし、英語を書く練習もできません。その意味では、早めに英語圏に留学することです。海外に留学すればかなりの確率で英語がうまくなります。でも、海外に留学するまでは、自分で努力するしかありません。私のグループでは月に2〜3回の勉強会をデータ検討とは別の機会に行っていますが、それは英語で行っており、日本語禁止です。英語のマスターはこのような勉強会に出るか、もしくは英語で映画やテレビドラマを見ることです。とにかく、英語論文を通すためには、英語がしゃべれるようになることはとても大切です。実は、それは英語論文の書き方にも関係しますが、それは後ほど述べます。

この章は、「いかにコネをつかうか」、としましたが、これまで書いたことは、世間でよく言われる「コネ」ではなく、「**論文を書いているあなたが「科学的観点から信用がおける人間です」、ということを日ごろから宣伝しておく**」という真の意味での「connection」のことなのです。でも、実はわれわれがよく使う実社会での「コネ」も「自分のことをよく知ってくださいね。自分がいかに良い人間かということを知っている方から、あなた様へご紹介いただきましたのでよろしくお願いしますね」ということなので、この章で書かれたことは、やはり広い意味でのコネになりますね。

ラクラクAcceptの秘訣 4
論文のアクセプトには人間関係構築による信頼度が大事！
—論文を通すためのコネをつくる

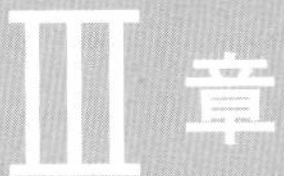

査読者目線でアクセプトをゲットする論文執筆法①―アブストラクト編

1. アクセプトされる論文を書くために何から始めるのか？

さて、いよいよ論文を書きはじめます。でも、論文を書く前に、まずしなくてはいけないことがあります。それは、論文のストーリーづくりです。頭の中でストーリーはできますが、それを論文に書き下ろすための実論文との接点は、論文に使用する図表の決定です。**図表をどのように決めるかは、論文の採否を大きく左右します**。その基本はわかりやすい図表をつくるということです。図表自体がわかりやすいということは当然ですが、より大事なのはどのような順番に図表を並べるかということです。つまり、図表を決めるということは、その論文のストーリーを決めるということで、あなたがどのような仕事をしてきたかということの最終的な確認となります。**図表とその並べる順番を決めることは論文の方向性を決定づけます**。

その図表の決め方、つまりストーリーの決め方には2つのパターンがあります。一つは、自分の行ってきた実験を時系列的に並べる方法です。もう一つは、自分の行ってきた研究を要素に分解して、一番適したストーリーを考える方法です。前者は、研究者の考え方がよくわかるのでフォローしやすいこと、また、研究の臨場感が味わえるので査読者や読者を、研究者の敷いたジェットコースターに乗せることになります。後者は、理解のしやすさを念頭に置きますので、スムーズな揺れの少ない新幹線に査読者や研究者を乗せることになります。どちらも良い方法ですので、その研究の内容に応じてどちらの方法を選択するかは研究者が決めればよいのですが、いずれにせよわかりやすく書かないといけないという原則は両者に共通します。その図表の流れに沿って**何から論文を書きはじめるか？**　それは、イントロダクションでもディスカッションでもなく、ましてや結果でもありません。**それは、アブストラクトです**。でも、ほとんどの雑誌ではアブストラクトには図表を使うことはできません。皆さん方のつくられた図表とそのストーリーが目に浮かぶようなアブストラクトを書くように心掛けてください。

ラクラクAcceptの秘訣 5

論文のアクセプトは図表が決める！

―査読者がわかりやすい図表をかく！

2. ストーリーをつくるか、時系列に書くか

アブストラクトのストーリーは、図表とその順番を決めた時点で決まります。そのストーリーに沿ってアブストラクトを書きますが、論文を通すためのアブストラクトの書き方をお示しします。

1) アブストラクトの書き方4カ条―筆者の側面から

その1：提起した疑問・仮説は何かを明確に示すべし

あなたの研究において、提起した疑問・仮説は何かを明確に示すことが大事です。アブストラクトに仮説が明確に示されていない論文は、その段階でdisqualified（失格）とされてしまいます。そのあと辛抱してその論文を読み進めると、「結構いいことをしているよね」とわかったとしても、アブストラクトのObjectives（目的）を読んだその時点でその論文がリジェクトされ

ると考えてください。論文の査読において、査読者が行間を読むことはあり得ません。

その2：研究の方法、使用した材料をわかりやすく書くべし

あなたの仮説の証明に応えるべくどのような方法、どのような材料を使って研究したかをわかりやすく書くことが大事です。**査読者がアブストラクトを2分でななめ読みをして、あなたが具体的に何をしたかがわからなければその論文はその時点で通らない**と考えてください。**査読者は、あなたの研究のよき理解者ではありません。あなたの論文の批判者**だと考えてください。

その3：得られた結果、必要十分な仮説の証明を記すべし

その実験、または臨床検査データなどからどんな結果を得られたか、その結果が提起された仮説を必要十分に証明できているか、を記すことが大事です。もし、それができないようなら、あたかもそれができているような書きぶりに変えてください。たとえば、AとBは相関するとしても、Bの原因はAだとは言えません。それを言おうと思うと、AをブロックするとBが生じないことを証明しないといけません。でも、そのような実験ができないことがありますし、臨床研究ではなおさらです。その時に、AがBと相関するというだけではなく、AがCと相関し、BもCと相関するので、A→Bの相関はCを介している可能性が高いなど、いろいろな“からめ手”でAがBの原因である可能性が高いことを論じます。特に臨床研究においては倫理的観点からブロックしてどうなるかというプロトコールを立てることが困難なので、このような手法が許されます。医学研究の中でも臨床研究は、この点においてほかの自然科学の研究と異なるところです。でも、医学の基礎研究は、工学、理学や薬学などの研究と同じです。

その4：結果からどのような結論が引き出されたかを明確に書くべし

その結果からどのような結論が引き出されたかを明確に書くことが大事です。結論は、もともとの仮説と呼応する必要があります。また、Conclusion

に、将来展望を書くときは、それは結論とは違って、自分の自由な感想であるということがわかるようにしてください。そこをあいまいにすると、その結果からそのような空想的な結論は導き出せない、とすぐにリジェクトされます。それが仮に査読者の誤解であっても、誤解を与えたほうが悪いとされます。また、論文は双方向性ではないので、誤解を与えたことについて弁明できないことを肝に銘じるべきです。

これらの4つに気を付けて、アブストラクトを書く必要があります。投稿先によってはアブストラクトの字数が決められていることが多いのでその字数制限は厳守しないといけません。論文の査読に入る前にあなたの論文はQuality Controlを受けますが、その段階で論文が突っ返されます。そうすると余分な時間がかかりますので、字数厳守です。1文字オーバーでもダメです。これはアブストラクトに限らず、論文全体の字数が決められていたり、参考文献の数や図表の数が決められていたりする雑誌も多いので気を付ける必要があります。

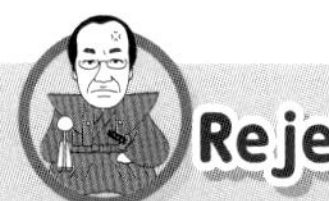

- 2分読んで内容がわからない。
- 将来展望が、結論と混同される。
- 字数をオーバーしている。

2）アブストラクトの書き方4カ条―査読者の側面から

1）に書いたことの裏返しになりますが、あなたの論文を査読者からの側面から見たときに、アブストラクトに少しでもわけがわからないことが書かれているとそこでゲームオーバーとなる点に気を付ける必要があります。つまり、論文の査読は総合得点方式ではなく、トーナメント方式であることです。アブストラクトは、査読者の心証を大きく左右します。1→4へのトーナメントです。

その1：目的が一番

目的が一番大切です。目的をわかりやすくアトラクティブに書きます（ここでダメなら2に行けない）。

その2：目的と結論の整合性は合っているか

次に査読者は目的と結論の整合性をみます。目的に合った結論になっているのか。その整合性が取れていないと、命とりです（ここでダメなら3に行けない）。

その3：結果

そのあと、査読者は結果を見ます。理路整然と結果が述べられており、査読者の頭の中に自然と結論が導き出されるように結果を書きます（ここでダメなら4に行けない）。

その4：方法論

その結果が面白ければ、方法論に問題がないかどうかを見ます。

査読者は、通常の論文の見方と違うアブストラクトの読み方をしていることが、おわかりいただけます。**査読者は、あなたの論文から何かを学ぶためにあなたの論文を査読しているのではない**のです。査読者は、あなたの論文において、**科学に対するメッセージが何であるのかを評価**しようとします。この1から4のプロセスは、そのどこかでダメなら、次に進めないことを覚えておいてください。

査読者は、一応、編集者や論文投稿者に対するコメントを書くために論文のすべてを読みますが、たとえば1でダメだとその査読者が判断したなら、その時点でリジェクトすることは心の中で決まってしまい、あとその論文を読む理由は、ほかにリジェクトする正当な理由がないかをコメントするための題材探しとなります。まれに、1でダメでも本文を読んでいて、「あれ、これ面白い論文だな」と思うことがあり、その場合は“敗者復活戦”に入りますが、あくまでも敗者がよみがえるということで、勝ち戦でないことを心得るべきですし、また、最初にバツのついた論文が“敗者復活戦”に回ることはきわめてまれです。

- 目的がわかりづらい。
- 目的と結論との整合性がない。

3. 図表の流れに沿ったアブストラクトの書き方

例えば、私のグループの大学院生であった瀬口 理先生（国立循環器病研究センター医師）と彼の指導者（メンター）であった朝倉正紀先生（兵庫医科大学　循環器内科教授）・高島成二先生（大阪大学医学研究科医科学教授）の書いた論文があります。少し長くなりますが、ご辛抱ください。

研究の経緯は、朝倉先生が2000年になるかならない頃、おずおずと私のところにきて、今DNAアレーのパンフレットをみせながら、「先生、これ、すごいんです。すべての遺伝子発現を、一度に見ることができるのです。ただ、ひとつ問題があります。1枚のプレートが100万円なのです。臨床のヒト心不全心筋を10人ぐらいからいただいてくれれば、きっと面白い蛋白が釣れてきますよ」と言うのです。DNPアレーのプレートだけで1,000万円かかります。高級車を購入できる金額です。でも、私は即座にOKしました。新しいブレークスルーのように思えたからです[2,3)]。研究費は後からかせげばいいや、と思いました。先行投資です。

で、具体的にどのようなことをしたのか？　朝倉先生と私は、DNAマイク

図1 臓器別遺伝子発現レベル解析

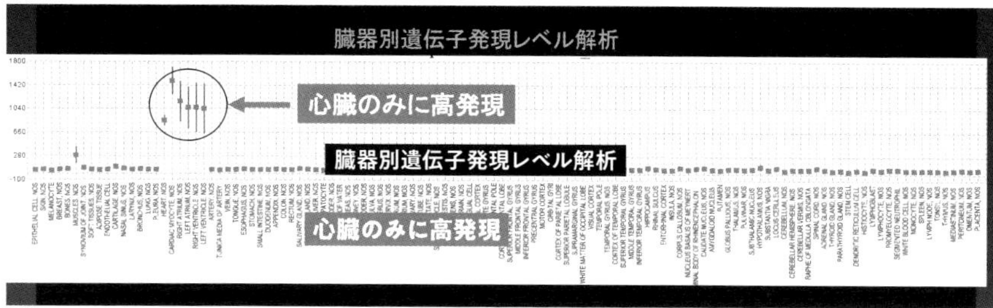

当該遺伝子の発現形式―心臓にしか発現していないことがわかる[4]。

ロアレー解析による不全心筋による遺伝子発現解析を行い、そのデータを臨床データと突合することにより、心不全関連遺伝子をみつけようとしました[4]。これは葉山ハートセンター　磯村正先生（当時）との共同研究でした。磯村先生からいただいた心筋サンプルの遺伝子発現を検討しました。臨床データと遺伝子発現の相関解析を行い、この候補遺伝子の中に、とくに心不全患者の肺動脈圧とよい相関を示し発現誘導される心筋特異的遺伝子を、同定しました。アノテーション（遺伝子名を付けること）は付いていませんでしたので、これがまずどのようなものであるのかというところから解析に入りました。その一次構造を調べてみると、キナーゼドメインを持つことから、何かのリン酸化酵素であることがわかります。そこでその基質を同定したところ心臓型ミオシン軽鎖であることから、このキナーゼは未知のミオシン軽鎖キナーゼであることがわかりました。そこでこのキナーゼを心筋型ミオシン軽鎖キナーゼ（cardiac myosin light chain kinase=cardiac MLCK）と命名しました。その発現は、きわめて心臓特異的でした（**図1**）。つまり心臓にしか発現していないため、このMLCKは心臓で特に重要な作用をしていると考えました。

さらに、発現抑制により生体内でいかなる変化が生じるかという解析を山崎悟先生（現・国立循環器病研究センター室長）を中心に、ゼブラフィッシュを用いて行いました。ゼブラフィッシュで心臓型ミオシン軽鎖キナーゼを発現抑制させると、心臓の拡大、心収縮性の低下からほぼ72時間で血液循環が停止し致死となります（**図2**）。この一連の研究内容を時系列的に並べたのが、次のアブ

図2 不全心筋のマイクロアレイ解析から得られた心不全関連遺伝子の解析

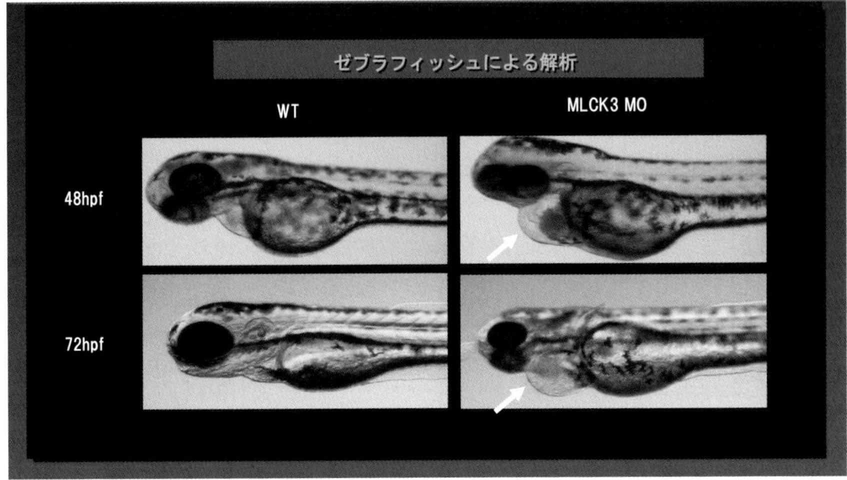

ゼブラフィッシュにおける心筋型ミオシン軽鎖キナーゼアンチセンスモルフォリノにより心臓型ミオシン軽鎖キナーゼの発現抑制。心臓の拡大、心収縮性の低下からほぼ72時間で血液循環が停止し致死する[4)]

ストラクト例①です。

Abstract 例①

Marked sarcomere disorganization is a well-documented characteristic of cardiomyocytes in the failing human myocardium. Myosin regulatory light chain 2, ventricular/cardiac muscle isoform (MLC2v), which is involved in the development of human cardiomyopathy, is an important structural protein that affects physiologic cardiac sarcomere formation and heart development. Integrated cDNA expression analysis of failing human myocardia uncovered a novel protein kinase, cardiac-specific myosin light chain kinase (cardiac-MLCK), which acts on MLC2v. Expression levels of cardiac-MLCK were well correlated with the pulmonary arterial pressure of patients with heart failure. In cultured cardiomyocytes, knockdown of cardiac-MLCK by specific siRNAs decreased MLC2v phosphorylation and impaired epinephrine-induced activation of sarcomere reassembly. To further clarify the physiologic roles of cardiac-MLCK in vivo, we cloned the zebrafish ortholog z-cardiac-MLCK. Knockdown of z-cardiac-MLCK expression using morpholino antisense oligonucleotides resulted in dilated cardiac ventricles and immature sarcomere structures. These results suggest a significant role for cardiac-MLCK in cardiogenesis.

英語表現のTIPS

1. 関係代名詞をうまく使う

関係代名詞の使い方を学んでください。そのものを後から説明するのによく使います。日本語は前から説明していきますが、英語は末尾から説明していきます。

2. Uncover

Uncoverという単語もよく使われます。日本人が使いにくい動詞ですが、ベールを剝ぐという意味なので、明らかにするという意味に使います。Clarifyもよく使います。

3. were well correlated with……

「……とよく相関します」という意味でよく使います。

4. Suggest, indicate

These results suggest a significant role for cardiac-MLCK in cardiogenesis. と書きましたが、suggestではなくindicateなどを用いてもう少し強めに言ってもよいかもしれません。

ここでお示ししたかったのは、アブストラクトの書き方の１つとして、実際の自分たちの行ってきたことを時系列的に書く方法です。研究者たちの思考パターンが見えてわかりやすいし、筋が通りやすいです。

これに対してもう一つのアブストラクトの書き方は、行った研究内容を時系列的に書くのではなく、自分の研究のストーリーに合わせる方法です。循環器領域に『虚血プレコンディショニング』という現象があります。これは、短時間の心筋虚血が先行すると、次に生じる長時間の心筋虚血による引き起こされる心筋梗塞のサイズが小さくなるという現象で、心筋虚血耐性のことです。この虚血プレコンディショニングにアデノシンが関係しているという論文がアメリカから出てきたので、ある大胆な仮説を思いつきました。と言うのも、以前から私たちは、虚血等のストレス時にのみ活性化されて高いアデノシン産生能をもつ ecto-5'-nucleotidase が protein kinase C 活性化によって直接リン酸化を受け[5]、心臓局所でアデノシンが産生されること[6]を見いだしていました。また、アデノシン自体に、陰性変力作用・心筋収縮抑制作用・冠血流増加作用・白血球活性化抑制作用・血小板活性化抑制作用などの生理作用があるため、もしかすると、短時間虚血により、protein kinase C が活性化されてその作用で ecto-5'-nucleotidase 活性が上昇するのではないかと考えました。

そこで、イヌ in vivo の系にて、まず虚血プレコンディショニングにより、ecto-5'-nucleotidase が活性化され、その結果アデノシン産生が増加するか否かを調べました[7]。つまり、虚血プレコンディショニングにより、アデノシン産生量が増加すれば、増加したアデノシンの作用増強により、より強い心筋保護効果がもたらされると考えたわけです。虚血プレコンディショニングによる心筋保護効果は、5 分虚血を 4 回、5 分間隔心筋に起こすだけで獲得できます。その結果、まず、虚血プレコンディショニング操作により ecto-5'-nucleotidase 活性が上昇し、40 分虚血後のアデノシン産生量を測定すると明らかにその産生量が増加していることを見いだしました[7]（**図 3**）。 この時に、考えました。実際行った実験は、虚血プレコンディショニングにより ecto-5'-nucleotidase が活性化され、それに応じてアデノシン産生が増加して、そのアデノシンの心筋保護効果により次に生じる長時間の心筋虚血によって引き起こされる心筋梗

図3 麻酔開胸犬における90分虚血・再灌流後のアデノシン産生量とアデノシン産生酵素ecto-5'-nucleotidase活性

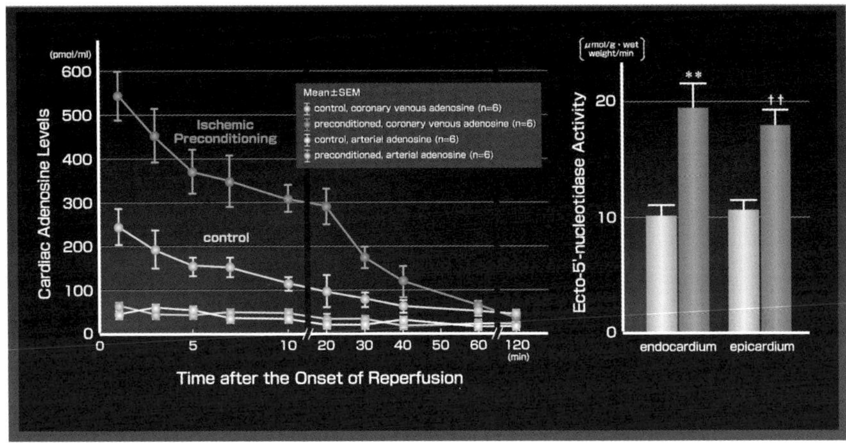

虚血プレコンディショニング（Ischemic Preconditioning、5分心筋虚血を5分間隔で4回行う）にてアデノシン産生量（左図）およびアデノシン産生酵素ecto-5'-nucleotidase活性（右図）は虚血・再灌流後の心臓増大した。[7)]

塞のサイズが小さくなったということです。これは、「虚血プレコンディショニング→ecto-5'-nucleotidase 活性化→アデノシン産生増加」ですが、そう書いてしまうと、虚血プレコンディショニング→ecto-5'-nucleotidase 活性化のメカニズムは何か、ecto-5'-nucleotidase 活性化がアデノシン産生増加に本当につながるのか、それ以外のアデノシン調節経路を調べる必要はないのか、という質問が査読者から来た時に、答えられないと思いました。

それなら、「虚血プレコンディショニング→アデノシン産生増加が主な結論でそのメカニズムが because ecto-5'-nucleotidase 活性化である」としたほうがよいと感じました。「虚血プレコンディショニング→アデノシン産生増加」という現象は、虚血プレコンディショニングにアデノシンが関係しているという先行論文のメカニズムを十分に説明することになり、そのアデノシン増加の理由の一つとして ecto-5'-nucleotidase 活性化が関係するという、2段構えになっているために、論文としての奥行きを感じさせるのではないかと思ったのです。論文には奥行きをつける必要があります。ある現象を発見したときに、その現象のメカニズムを提唱し、もし可能ならそのメカニズムを作動させる可能性のある事象を提案するのが大切です。そこで、実際に行った実験の時系列とは異なる時系列で論文を組み立てたわけです。そこで、例②のようなアブストラクトにしました。

Abstract例②

Adenosine has been reported to mediate the necrosis-limiting effects of ischemic preconditioning ; however, it is unclear how this mediation occurs. The present study was undertaken to test the hypothesis that ischemic preconditioning increases 5'-nucleotidase activity and adenosine release during sustained ischemia and subsequent reperfusion. After thoracotomy, the left anterior descending coronary artery was cannulated and perfused with blood redirected from the left carotid artery in 32 dogs. Ischemic preconditioning was produced by four cycles in which the coronary artery was occluded and then reperfused for 5 minutes each. After the last cycle of ischemia and reperfusion, the coronary artery was occluded for 40 minutes. This was followed by 120 minutes of reperfusion. In the control group, the coronary artery was occluded for 40 minutes and reperfused for 120 minutes without ischemic preconditioning. The plasma adenosine concentration was measured and blood gases were analyzed in coronary arterial and venous blood samples taken during 120 minutes of reperfusion. Myocardial 5'-nucleotidase activity was measured before and at 40 minutes of sustained ischemia with and without ischemic preconditioning. The adenosine concentration in coronary venous blood during reperfusion was significantly higher in preconditioned hearts than in the control hearts : 1 minute after the onset of reperfusion, 546+/-57 versus 244+/-41 pmol/mL ; 10 minutes after, 308 +/-30 versus 114+/-14 pmol/mL ; 30 minutes after, 175+/-24 versus 82+/-16 pmol/mL, respectively (p<0.01). Ectosolic and cytosolic 5'-nucleotidase activities increased in both endocardial and epicardial myocardium in the ischemia-preconditioned hearts. Furthermore, 40 minutes of ischemia increased 5'-nucleotidase activity in ischemia-preconditioned hearts more than in control hearts. We conclude that ischemic preconditioning increases adenosine release and 5'-nucleotidase activity during sustained ischemia and subsequent reperfusion.

英語表現のTIPS

1. 主語が短いときは『it……that……』構文を使わない

もしadenosineというように主語が短いときは、It has been reported that adenosine mediates the necrosis-limiting effects of ischemic preconditioningというような『it……that……』構文を使うより、「Adenosine has been reported to mediate the necrosis-limiting effects of ischemic preconditioning.」としたほうがスマートです。

2. 時系列どおりに示さないほうがよいこともある

We conclude that ischemic preconditioning increases adenosine release and 5'-nucleotidase activity during sustained ischemia and subsequent reperfusion.

結論は、We conclude……と書くのが一般的です。

ここで，この結論の巧妙な点をお示しします。この研究では、ischemic preconditioningにてアデノシン産生と5'-nucleotidase活性が増えたと言っていますが、私と査読者の頭の中には、「①アデノシンは強い心筋保護効果がある、② 5'-nucleotidase はアデノシン産生の主要酵素である、③だから ischemic preconditioning による心筋保護効果は、5'-nucleotidase 活性化を介したアデノシン産生増加がそのメカニズムである」というストーリーが浮かび上がり、「あ、これはおもしろい」ということで論文がアクセプトされたわけですが、実はそのストーリーは厳密には証明されていません。というのも、アデノシン産生に関与するのは、5'-nucleotidase だけではないからです。本当は、結論は、We conclude that ischemic preconditioning increases adenosine release via 5'-nucleotidase activity during sustained ischemia and subsequent reperfusion. と書きたかったのですが、それはこの研究では証明されていないので、もとの結論で行くしかなかったわけです。ぎりぎりのせめぎあいです。前出のように書いていたらこの論文は落ちていたかもしれません。このあとの研究で、ecto-5'-nucleotidase 活性の程度と心筋梗塞縮小効果の発現度に有意な相関があることが示されました[8)]。この 2 つの論文は、ほとんど無修正でアクセプトされました。もし、前者のストーリーで自分たちの行った研究を時系列どおりに示して論文化していたら、査読者から多くの疑問点が投げかけられて空中分解していたかもしれません。

Abstract 例①が、生の題材をそのまま論文に載せるという自然主義的アブストラクト作成法であるのに対して、Abstract 例②は、研究の題材を分解して再構成するという加工主義的アブストラクト作成法であると言えます。Abstract 例①のほうが力強いときもありますが、欠点は、ストーリーがわかりにくくなる恐れがあるということです。後者のほうが理解はしやすいです。論文をあまり書きなれていない方は Abstract 例②がお勧めです。

ラクラク Acceptの秘訣 6

アブストラクトが論文の価値を決める。

―アブストラクトは論文評価のファーストタッチ！

4. アクセプト率を上げるタイトル付け

次に大事なことはタイトルを決めることです。自分の中でストーリーが決まっていれば、アブストラクトを書く前にタイトルを決めてもよいですが、アブストラクトを書いていると、自分の論文の長所と短所がいろいろとわかってくるので、私はアブストラクトを書いてからタイトルを決めるようにしております。とくに**欠点があればそれを隠すようなタイトルに**しないと、タイトルが“過大広告”になってしまい、査読者や読者の反感を買ってしまうからです。

例えば、

私どもは、ABC研究という臨床研究を行いました[9)]。そのアブストラクトは以下のとおりです。われわれがやったことを淡々と書いていることがわかります。

Abstract例③

Background：Secondary prevention for the patients with myocardial infarction（MI）is important because both mortality and morbidity in such patients increase in Japan as well as western countries. Although STOP-NIDDM study has shown that an alpha-glucosidase-inhibitor seems to be beneficial to reduce cardiovascular（CV）events in patients with impaired glucose tolerance（IGT), there is no clear consensus that the treatment with an alpha-glucosidase-inhibitor such as voglibose attenuates cardiovascular events in patients with previous MI. We evaluated the effects of voglibose in patients with both previous MI and IGT.

Methods : In the prospective, randomized, open, blinded-endpoint study conducted at 125 hospitals and clinics in Japan, the subjects with both previous MI (more than 7 days after the onset of acute MI) and IGT diagnosed by 75g OGTT received voglibose (0.6-0.9 mg/day) or no drugs in addition to the drugs prescribed before the entry. We followed up these patients for 2 years. We started this trial at May 2005 and the data and safety monitoring board (DSMB) recommended us to discontinue this study at June 2012 after the interim analysis by DSMB. The primary endpoint was the incidence of CV events including cardiovascular death, acute MI, unstable angina, PCI/CABG; Secondary endpoints were individual factor of the primary endpoint, all-cause mortality, the hospitalization due to heart failure and worsening of the data of blood analysis.

Findings : In all, 866 subjects received the treatment with (428) or without (438) voglibose. The age, the ratio of male and HbA1C were 67 vs 65 years, 86 vs 87% and 5.5 vs 5.5%, respectively. Kaplan-Meier analysis showed no significant differences of cardiovascular events between the groups with and without voglibose, and the event ratios were 12.4 vs 10.3% for the primary end-point (95%CI : 0.80-1.81) ; there were also no significant differences in secondary endpoints.

Interpretation : Voglibose can be safely and effectively administered to patients with previous MI to prevent the development of diabetes mellitus. However, no additional benefits for the following prevention of CV events in patients with previous

MI and IGT were not observed. The correction of IGT may not be a contributing factor for the secondary prevention in patients with MI. (Clinicaltrials. gov number, NCT00212017)

アブストラクトからわかるようにデータはネガティブです。ネガティブであることを主張するわけですから、ネガティブであることをタイトルに入れてもよかったのですが、どちらに転ぶかわからない大規模研究で、多くの研究者はポジティブな結果を見たい中、ネガティブであることをタイトルで主張すると読む気がなくなります。そこで、

「Does Treatment of Impaired Glucose Tolerance Provide Better Cardiovascular Outcomes in Patients with Previous Myocardial Infarction? : Results from the Randomized ABC Trial」

というタイトルを付けました。疑問形にすることにより、読む気持ちを高めること、また、大規模臨床研究であることの主張を副題につけたのです。でも、自分のデータから言えることを逸脱したタイトルの決め方は禁物です。逆に自分のデータの長所を最大限に主張するタイトルはOKです。タイトルは、あなたがその論文の中でどのような研究をして、どのようなことをしたのかがわかるようにします。

その骨子は、

1. アトラクティブに、
2. どのような集団に対して、どのようなことをしたかわかるように、
3. 結果に対する期待がわくように、

タイトルを付けることです。

たとえば、若い研究者が臨床の論文を書いてきて、そのタイトルを次のように付けてきました。

● 添削前

「The Diagnosis of Underlying Etiology in Heart Failure : Comparison between Cardiac Magnetic Resonance and Endomyocardial Biopsy」

心不全の原因となる病因の診断：心臓 MRI と心筋生検の比較

これでは、何をしたかはおぼろげにわかるものの、どのような結論だったのかは想像できませんし、結果に対する期待もわきません。そこで下記のように添除し、結論がわかるようにタイトルを書き換えました。

● 添削後

「Cardiac Magnetic Resonance is Superior to Endomyocardial Biopsy for the Diagnosis of Underlying Etiology in Heart Failure」

心不全の原因となる病因の診断において心臓 MRI が心筋生検より勝る

一般的に Endomyocardial Biopsy が心不全の原因探索のためには一番重要だと思われていますから、それより MRI が勝っているというのは**大変予想外なので、「あれ、おもしろいな。本当か？」と興味を持って読み進めてもらえます**。こうすれば、つかみは OK ということです。

もう少し高度なタイトルのつけ方が下記です。

● 高度なタイトル

「Which is Superior for the Diagnosis of Underlying Etiology in Heart Failure, Cardiac Magnetic Resonance or Endomyocardial Biopsy?」

心不全の原因となる病因の診断において心臓 MRI と心筋生検のどちらのほうが勝っているのか？

以上のように言うことにより、結論はどっちなのだろうという興味を読み手に与えることが大事です。

また、タイトルに力強さも必要です。日本語のタイトルではよくある「XXXXにおけるYYYの役割」というタイトルより、英語論文に見られる「YYYがXXXを引き起こす」と言うほうがよいのです。タイトルからのメッセージ性が高く、**タイトルを見ただけでその論文は何を言いたいのかわかる**からです。

つまり、Ⓐではなく、Ⓑとします。

- **Ⓐタイトルを見ただけで内容はわからない（×）**

「A Role of Left Ventricular Circumferential Strain in the Prediction of the Clinical Outcome in Patients with End-Stage Phase of Hypertrophic Cardiomyopathy」

肥大型心筋症の進展した患者における臨床上のアウトカムの推定における左室全周性ストレインの役割

- **Ⓑ論文の内容がひと目でわかる（○）**

「Left Ventricular Circumferential Strain Predicts the Clinical Outcome in Patients with End-Stage Phase of Hypertrophic Cardiomyopathy」

左室全周性ストレインは、肥大型心筋症の進展した患者における臨床上アウトカムを推定する

なるべく能動態を用いて、力強くみせることが大切です。ただし、実際のデータがそこまで断定的に言い切れるものではないときはCのようにします。

• Ⓒ断定的に言い切れない場合

「Left Ventricular Circumferential Strain May Predict Clinical Outcome in Patients with End-Stage Phase of Hypertrophic Cardiomyopathy」

左完全周性ストレインは、肥大型心筋症の進展した患者において臨床上のアウトカムと推定されるかもしれない

あまりにも力強く結論を言い切ってしまって、データがタイトルに追いついていないと、しりすぼみの研究として減点されてしまいます。**身の丈の範囲で最大限魅力的なタイトルをつけること**が大切です。

TIPS

- 疑問形にして、読む気を高める。
- 論文の骨子がわかるタイトルをつける。
- 能動態を用いて、力強く見せる。

編集者が、査読候補者に査読の依頼をかける時には、タイトルとアブストラクトがメールで送られてきます。その情報で、査読をするかどうかは依頼された研究者は決めます。その時にまず見るのがタイトルで、それを見て、「ん、面白そうだな」と思いアブストラクトを斜め読みして「よし、査読をしてあげよう」と査読に対して accept of invitation のボタンを押すのです。そのときに「なんかつまらなさそうな論文だな、私も忙しいしこの論文の査読はやめておこう」と decline of invitation のボタンを押されるような論文をだれが最終的にアクセプトしてあげようと思うのか、ということです。

ラクラクAcceptの秘訣 7

魅力的なタイトルをつける

—タイトルをつけた後は、数日間ゆっくりと考えるべし！　拙速は命取り！

5. 共著者・査読者の選定をあなどるな

1) 共著者を選ぶ

さあ、いよいよ論文を書こう、と思われるかもしれませんが、その前にもう一つしなければいけないことがあります。それは共著者の選定です。その論文の共著者に誰が入っているのかということは、査読者と編集者にとってはとても重要なことなのです。だれがその論文に貢献しているのか、だれがかかわっているのかにより、その論文の価値は変わらないのですが、その論文の確からしさは変わります。編集者が一番気にすることは、論文のデータのあやふやさです。論文データなどのねつ造問題が多い中、自分の雑誌からねつ造論文を出すことが一番困るからです。

でも、有力な有名な研究者だからと言って、あなたの研究に何の貢献もない人を論文の共著者として入れてはいけません。これは、研究倫理の観点から、

TIPS

- 研究計画書の段階で共著者の意見をもらう。
- 査読者選定の項目がない場合は、カバーレターに名前を書いておく。
- 研究に理解のある好意的な査読者（suggested reviewers）を指名する。
- 避けたい査読者（non-preferred reviewers）も指名する。

gift author として厳しく禁止されています。その研究に携わらなかった研究者を共著者に入れることは、研究倫理としては禁止されており、もしその旨がばれてしまうと、論文撤回になりかねません。よくあるのは、自分の先輩の先生を共著者に入れてあげる、自分の研究室のメンバーの業績を増やすために互助的に共著者に入れる、などです。共著者は、単に論文に名前を入れていただくというだけでなく、その論文に対して責任が発生します。もし、その論文がねつ造されていて、何らかの処罰を受ける言うことがあれば、共著者も処罰されます。

ただ、論文を査読する側から見ると、どこの施設からの論文で、だれが共著者として入っているかはとても大切な情報です。その施設から出ている論文なら、内容はまず大丈夫だろう、その共著者がいる論文ならまず間違いがないだろうと、最初からプラス点が付きます。逆もあります。この人のデータは怪しいぞ、と思われている人が共著者に入っているとマイナス点が付きます。何もなければ、プラスマイナスゼロです。このようなアドバイスは良くないのですが、査読を人間がする以上は共著者の質の問題はどうしてもついて回ります。

ですから、もしあなたの周りに論文の採否に関係するかもしれない有力者がいれば、論文にする前に相談に行くべきです。できれば研究計画書を作成するとき、実験を開始する前に、その研究についてご意見を得て、その論文にかかわってもらうべきです。そうすることにより、いい研究ができるということと、共著者にお入りいただければ、あなたの論文はよりアクセプトに近くなります。

2）査読者は選べる

一方、査読者も選定できます。「え、そんなことできるはずがないよ」、と思われるかもしれませんが、厳密には、査読者もある程度選定できます。これは論文を書いて投稿するときに決めればよいのですが、多くの雑誌には suggested reviewers を推薦できる枠があります。もし、あなたの出そうとしている論文の投稿規定にそのような項目がなければ、suggested reviewers の名前をカバーレターに書けばよいのです。あなたの研究者のよき理解者を

suggested reviewersとして推薦できます。逆もあります。Unpreferred reviewersとして、あなたの研究に対して競合している人、あなたに対していつも好意的でない人を指名することができます。あなたの論文をハンドリングする副編集長は、3人の査読者を決める時に、suggested reviewersから1人入れることが多いのです。私の関係している雑誌でも、論文をハンドリングするときにsuggested reviewersから一名選出することが望ましいと手順書に書かれています。また、Unpreferred reviewersを選出してはいけないとされています。投稿されてきた論文をハンドリングするときに、最適な査読者を選出することが大切ですが、そのsuggested reviewersの欄が空欄だと、「何ともったいないことをするのだ」、と感じます。**かならず、suggested reviewersを選んでください**。ただ、過去数年間に間にあなたと共同研究者の関係にあった方は推薦してはいけません。COIに触れてしまうからです。

ラクラク Acceptの秘訣 8

自分の味方になる共著者と査読者を選ぶこと

―論文の採否を決めるのは共著者と査読者ということを肝に銘じるべし！

Ⅳ章

査読者目線でアクセプトをゲットする論文執筆法②―本文編

1. 英語論文は英語で書く

アブストラクト、タイトル、共著者を決めてきましたが、いよいよ論文本体を書きます。大学入試の1次試験のハードルを越えた後の2次試験のようなもので、ここからが論文作成の本番です。

まず、英語論文を書く時の大前提は、「英語論文は英語で書く」ということです。当たり前のことですが、これがとても難しいことです。初めて英語論文を書きはじめる方々は、多分先輩の先生から「まず、論文を日本語で書いてみなさい。それを英語に訳すようにしなさい。英語論文であったとしても、日本語にしたときに意味が通らないとだめだから、正確な日本語で論文を書いてそれを英語に訳しなさい」と言われていると思います。私も英語論文を書きはじめたころは、そうでした。日本語で論文を書いてそれをまた英訳するという作業はとてつもなく大変でしたが、今は、グーグルなどのAIが翻訳してくれます。私は、使ったことはないのですが、 使った若い先生の話によるとその翻訳レベルはとても高くなっており、通常レベルの文章になって訳されるようなのです。

もちろん、日本語を英語に翻訳することにより、英語論文はできます。でもアクセプトされる英語論文においては、それではダメなのです。**日本語で考えた英文は、アクセプトされる英語論文にはならないのです。**

英語の文章は、「Thinking in English」でないとよい文章にはなりません。

1）英語では結論が先

少し説明が難しいですが、第一に、英語の文章を書くときには、結論を先に述べて、その理由をその後に述べることが多いのです。これは英会話でもそうです。英語と日本語では、論の運び方が大きく異なります。

たとえば、

“We have performed the physiological study of 8-sulfophenyltheophylline to show the role of adenosine in microsphere-induced coronary vasodilation because 8-sulfophenyltheophylline is known to inhibit the effects of adenosine and coronary vasodilation is often attributable to adenosine.”

と英語では書きます。これをそのまま日本語に訳してみると、

「私たちはマイクロスフェアー誘導性の冠血流量増加反応におけるアデノシンの抑割を示すために8- スルホフェニールテオフィリンの生理学的研究をしました。なぜならば、8- スルホフェニールテオフィリンはアデノシンの効果を抑制しますし、冠血流量増加反応にはしばしばアデノシンが関与するからです。」

となります。この日本文はかなり違和感がありますし、通常は日本語の学術論文でこのような文章を書きません。でも、英文を読んでいただくと行ったことが自然に頭の中に入ってきます。とすると、違和感のない英語に翻訳してもらおうとすると違和感満載の日本語で文章をつくらないといけないことになります。日本語なら、

「冠血流量増加はアデノシンによることがしばしば観察されているため、アデノシン受容体遮断薬の8-sulfophenyltheophyllineが、マイクロスフェアー誘導性の冠血流量増加反応を抑制するか否かが検討された。」

となります。それを英語に直訳すると、下記のようになり、意味は通ります

が、イケてない文章になります。

“Because it is often observed that coronary vasodilation is caused by adenosine, it is tested whether 8-sulfophenyltheophylline of adenosine receptors antagonists inhibit microsphere-induced coronary vasodilation”

2）英語独特の言い回し

第二に、英語独特の言い回しがあります。例えば“attributable to adenosine”と「アデノシンに何となく関与する」というニュアンスの英語は日本語では見当たりません。“is caused by adenosine”と因果関係を確定してしまうと、「アデノシンの多彩な作用のうちどの作用？　アデノシンの受容体はたくさんあるがその中のどの受容体？」と聞きたくなります。この“attributable to …….”という言葉は、英語の持つ断定的な言い回しの多い中、少しあいまいな言い方になる英語独特の単語です。英語は必ずしも「Yes or No」ではなく、日本語と同様に気遣いの文化があります。

また、英語の文中に用いた“often”もどれぐらい「しばしば」なのか、かなり微妙な言い方です。“Adenosine is believed to regulate coronary vasodilation”と書いてしまうと、「いやいや、冠血流量を制御していているのはアデノシンだけではないよ、NOもプロスタグランジンも関係するよ」とつっこみを入れたくなりますよね。でも、oftenと書かれると、文句のつけようがありません。

3）語順が全く異なる

第三に、日本文と英文では並んでいる言葉の順番が全く異なることに気が付くと思います。英文の基本は、「○○は□□である。というのは○○が△△だからです」と自分がしゃべる内容の結論を先に述べるのに対して、日本語は「○○は△△なので、○○は□□となります」という文章構成になります。それならば、日本語をそのような文章に組み替えられるようなAIを用いればよいのではないかと考えますが、実は英語で書かれた文章の一部がそうなっているのではなく、文章全体がそのような構成となっている点が、日本語の文章の構成と違います。「Thinking in English」モードで英文を書くと、まず、自分の行ったことを再度強調して（事実を述べる）、そのあとそれを強める議論をもってくる（Because に当たる部分になります）、そして最後にこれまでの過去の論文・仕事の中でどこに現在の論文が当てはまるのかという議論をして、最後に自分の弱点（Limitation）を述べます。しかし、**自分の弱点もその論文の弱点も本当に述べるわけではない**ことに留意する必要があります。これについてはあとから述べます。

英語で英文を考えられないよ、と思われるかもしれません。でも、日本語で日本文を考えられるのですから、英語で英文を考える癖もつけることができるはずです。そのためには、英語の映画を週に１本見るとか、近くに外国人の留学生がいれば積極的に話しかけるとか、努力が要ります。でも、アメリカ人によって書かれた英語論文を内容もさることながら、英文として文章の流れに注目するのが一番手っ取り早いと思います。でも、今からお示しする本章をお読みいただくだけでもかなり「英語で考える」という方向に変わると思います。

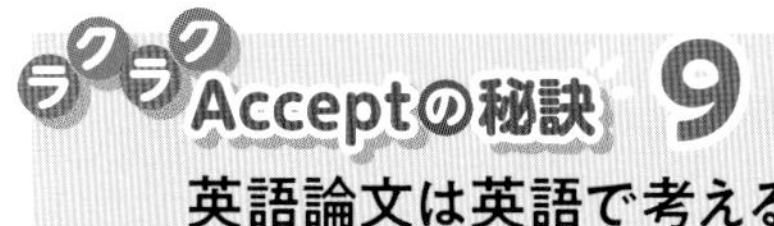

英語論文は英語で考える

—Thinking Science in English !

2. 英語は攻め、日本語は守り

アメリカ人は、その行動パターンが aggressive（攻撃的）だと言われていますが、実はインテリジェンスの高い方はそうではありません。アメリカ人やイギリス人のトップクラスの方など、紳士そのものです。ですから、学会での英語での発表・質疑応答などのやり取りも、非常に紳士的に運ばれます。アメリカ映画で連発される four-letter word を学会で使うと学会から葬り去られると言われています。で、その欧米人の紳士的なソフトな質問や議論に対して「Yes」、また次の発言に対して「Yes」と相手の言うことを認めていると、いつの間にか自分のデータがおかしいという結論をつけられてしまいそうになり、あわてることがあります。それは、英文の中にサブリミナル効果のように、自分のデータの正当性を主張する隠れ玉が埋め込まれているからです。

とくにその論調が出てくるのが Discussion の部分です。Discussion の流れは後ほど述べますが（p. 95〜）、その英語論文としての特徴を一番示すところが Limitations の部分ではないでしょうか？　Limitations は、論文における弱点を Discussion で述べる項目です。「この論文にはこのような弱点があるので、読むときは気を付けてくださいね」という Discussion の中では、ある意味その論文の守りのパートです。この部分に英語論文の特徴が一番出てきます。少し長いですが、私が書いたある論文の Limitation です。どのように論を進めているか見てみましょう。

1）Limitation例

私たちは、213 人の心不全の患者さんのデータを用いてデータマイニングを行い、そこからどのような因子が心不全の予後を決めているかを検討した論文です[10)]。国立循環器病研究センター、北海道大学、九州大学の病院の 3 施設からのデータを用いた多施設大規模前向き研究です。

Limitations

This study had a couple of noteworthy limitations. First, the study included a relatively small sample of patients.

この研究では、いくつかの顕著な限界があります。まず、患者のエントリー数が比較的少数であることです。

まず、最初の弱点は患者さんのエントリー数が少ないことです。213 人の患者さんのエントリーですから、海外の数千症例を解析する研究と比較すると患者さんの数が少なかったので、この点は反省点です。

However, we achieved high levels of significance when we applied the use of inotropic agents or the use of diuretics without either bradycardia or tachycardia which suggests that the results in the present study are reliable.

でも、われわれが強い強心薬や頻脈や徐脈を伴わない利尿薬を用いると、非常に強い有意差が出ているので、エントリー数が少ないことによる弱点を本研究の示した結論は凌駕していると考えます

症例数が少なくても、きっちり有意差が出ているから問題ないでしょう、と自分のデータの確実性を主張していきます。

Additionally, our results were based on data from three Japanese hospitals that specialises in the treatment of HF.

加えて、われわれの結論は、これら心不全治療に特化した日本の 3 つの医療施設からのデータに基づいています。

さらに、心不全治療の専門病院のデータであることを強調し、データの正当性を述べます。

次の問題点は、日本人のデータであることで、これが国際的に認められるかどうかです。当然、論文は海外での論文掲載を目指していますから、日本だけでのデータなら、そのような海外論文には掲載しなくてもよいのではないかという攻撃に対してあらかじめ「あやまり」を入れておく意味合いがあります。しかし、日本だけのデータであるという弱点は免れません。これに対して下記のように続けました。

The results of the multicentre clinical trials are superior to those of the single center trails because the results of the multicentre clinical trials are more comprehensive. Interestingly, these three hospitals are Hokkaido University located in the north of Japan, National Cerebral and Cardiovascular Centre at the centre of Japan and Kyushu University at the southern part, which may guarantee the applicability of the present finding throughout Japan.

多施設臨床研究はより包括的なので、本多施設臨床研究の結果は単施設研究の結果より優れています。興味深いことに（本研究を施行した）３つの病院は、日本の北に位置する北海道大学、真ん中に位置する国立循環器病研究センター、南のほうにある九州大学であり、これらのことは、本研究の知見を日本中に適応することを保証する可能性があります。

ここで、少し論点をずらしています。このデータはある意味日本の代表的なものであることを主張しています。また、multicenter ではなく multicentre としているのは、この論文はイギリス系の雑誌に投稿されたからです。このような小さな心配りも必要です。

One may argue that the present results may not be valid in other countries ; however, as long as the pathophysiology and treatment strategy of HF are common worldwide, the present results should be valid to provide the future occurrence of cardiovascular events in other countries.

この結果は、他の国々には有効性がないと言う人がいるかもしれません。しかし、心不全の病態というのは、人種や国籍を問わないので、日本国内だけで行われたからと言って世界全体に演繹しても大きな問題はないでしょう。

この研究が日本人だけのデータであることの弱点を払拭しようとしています。“One may argue that……”は、よく使う言い回しで「……と言う方が出てくるかもしれません」というような意味です。

Second, we enrolled the moderate severity of the patients with HF in the present study, and the present results may not be applicable for very severe HF patients.

本研究では心不全の程度は中等度で、これより悪い心不全でこの結論が成り立つかどうかわかりません。

何となくとってつけたように譲歩しているような文言です。実は、これは reviewers が私に投げかけてきた質問に対する私たちの対応だったのです。reviewers は、「本研究は、中等度の心不全の症例を対象としているので、その点についてコメントしなさい」との疑義を投げかけてきました。これに対しては答えようがないので、「そのとおりです。本文中にその旨を書いておきます」と答えたため、それに呼応する文章なのです。でも、これでこの reviewer は納得してくれました。

Third, it would be possible that the medications are given to sicker patients, and that the use of such medications may naturally predict the occurrence of the cardiovascular events.

第３に、薬剤はより重症な患者に投与されるので、薬剤服用自体が自然と心血管疾患発症を予測しているということになるのかもしれません。

この研究では、ある薬剤が心不全の予後を規定しているという結論を導き出しているのですが、それは因果関係が逆で、重症心不全の方だからその薬剤を入れざるを得ないため、その薬剤が心不全を悪くしているのではないのではないという弱点があります。これは、reviewers からの指摘もあったのですが、もともと discuss しておかなければいけないことでしたので、十分議論することとしました。

However, among measured many clinical parameters such as the BNP levels or many drugs in HF patients, we found the use of pimobendan or the use of diuretics under the certain circumstances of heart rate only predicts cardiovascular events. What the present study suggests is that the patients treated with pimobendan or diuretics are very easily re-hospitalized due to the worsening of HF. Indeed, since pimobendan provided a 1.8-fold higher hazard of death in HF patients, we need to be careful to treat the HF patients with pimobendan. Although we cannot deny the possibility that pimobendan is used in the severe HF patients, we are cautioned that we try not to use pimobendan for the HF patients.

しかしながら、心不全患者においてBNP値や使用した多くの薬剤のなか、ピモベンダンと心拍数の条件のもとに使用された利尿薬だけが予後と関係したわけです。本研究の示唆する点は、ピモベンダンや利尿薬が使われている患者は再入院しやすいということです。実際、ピモベンダンは死亡率のハザード比を1.8倍に上昇させるので、ピモベンダンが使用されている患者には注意が必要です。また、ピモベンダンがより重症な患者に使用されていることは否定できませんが、心不全症例にピモベンダンはなるべく投与しないほうがいいこともわかります。

でも、心不全が増悪したときにいろいろな薬剤が投与されるが、その中でpimobendanだけが心不全増悪因子として引っかかってくるというのは、やはりpimobendanが心不全に対して悪いのではないですか？
と反論しています。

Fourth, the use of beta-blockers or angiotensin converting enzyme inhibitors was not included among the strongest clinical parameters in the present study, although angiotensin converting enzyme inhibitors have some impacts on the prevention of cardiovascular events (Figure 2).

4つ目に、β遮断薬やACE阻害薬は心血管イベント抑制に効果があるはずなので、本研究ではそのような薬剤が含まれていません。

なぜ、心不全標準治療薬のβ遮断薬や、ACE阻害薬がよいというデータが出てこないのですかと問いかけることにより、この研究の精度の問題を取り上げます。

Although this finding might be expected to reduce the accuracy of the present study, both drugs are considered standard therapies for HF and are administered to many patients. Therefore, they no longer have a significant effect on the clinical outcomes. The other possibility is that the use of pimobendan or diuretics may confound the cardioprotective HF drugs such as ACE-Is in the cohort study, not in the randomized studies.

この知見は本研究の正確性を低下させるかもしれませんが、この2つの薬は、心不全の標準的薬剤なので、もうすでにβ遮断薬や、ACE阻害薬が標準治療薬としてほとんどの患者に投与されているので心不全規定因子として、出てこないのかもしれません。もう1つの可能性は、本研究は、ランダマイズ研究ではなくコホート研究なのでほかの因子と共役して打ち消し合っているのかもしれません。

Taken together, these lines of evidence and consideration suggest that either the use of inotropic agents or the use of diuretics without either bradycardia or tachycardia culminated from the examination of all combination of the important clinical parameters is the strongest in predicting cardiovascular events in the HF patients in the contemporary era.

これらをまとめて総合的に考えると、重要な臨床パラメータのすべての組み合わせの試験から徐脈や頻脈のいずれかなしに強心薬を使用するか、または利尿薬を使用するか、いずれかが、最近の心不全患者における心血管イベントの予測に最も強力であることを示唆しています。

「これらを合わせて総合的に考えると、本研究の結論は妥当だと思われます。」と締めの言葉を述べます。後述しますが、"Taken together," は、「以上まとめると……」という感じで大変よく使う言葉です。

これらの議論について皆さんどう感じますか？　Limitations において態度は守りですが、内容は攻めになっていることがよくおわかりになったかと思います。

3. 英語論文は何語で考えるのか？

英語論文は英語で書くのは当然ですが、では何語で英語論文を考えるのか、これが大変大切です。先の英語論文の Limitations 部分における論の進め方を見ていただければよくわかりますが、自分の研究に対する Limitations を論じていると言いながら、実はそれだけでなく、その Limitations を補強することにより**自分の長所をその中に主張している**点が特徴的です。さらに言えば、私がこの Limitations を書いているときは、日本語で文章を考えておりません。では、英語で考えているかというと、実はそうでもないのです。実は、**Discussion は「概念」で考えている**というのが適切かもしれません。それは、あなたが、日本語で会話をするときに、別に日本語で考えていないのと同じです。

たとえば、「あなたは、ゴールデンウイークの 10 連休についてどう思いますか？」と聞かれたとき、「やはり長すぎるのは、休み癖がついてよくありませんね」と日本語で答えたとしましょう。その答えを日本語で考えるわけではないですよね。何となく頭の中に「長かった連休、自宅でぶらぶらすることがあまりなかった毎日、外出しての混雑、マイカーの渋滞」などの事象が走馬灯のように頭の中に巡り、そこから頭の中に「10連休は長すぎる」というコンセプトが、つき終わったお餅の塊のように頭の中にでき上がり、それをあたかも餅の塊から小餅を作るように日本語、または英語、ドイツ語、それぞれの言語の具体的な言葉で、表現していくのです。ただ、日本という文化圏の中でその概念を考えています。つまり、「概念」として考えたものを英語か日本語で翻訳するのですが、英語論文を書くときは、その概念を英語で翻訳するわけです。

ここで一番大切なのは、その「概念」を考えるモードを英語文化圏にして考えるということです。英語を母国語とする方々の文化というのは、いかに自分の主張をさりげなくするかという点につきます。日本語、英語の違いではなく、「目は口ほどに物を言う」「自分を表立って褒めない謙譲の美徳」の日本人と、「I love you を100回言わないとその真意が相手に伝わらない」「**さりげなく自分を会話の中で褒める**」欧米人の違いなのです。その文化の違いで、あえて言うと日本語思想で英語論文を書くと、なんともパンチのない、アクセプトされない英語論文になってしまうのです。

話は少し脱線しますが、30年以上前、私、アメリカのジョンズホプキンス大学に留学しておりました。アメリカに到着し研究生活が始まったころ、私の歓迎パーティーが開催されました。心臓内科の方が多く来られたので30人ぐらいが出席していました。アメリカのパーティーは、数人の話の輪がいくつかできて、そこでみんなが話題提供をして盛り上がり、その話題が途切れるとほかの方がバトンをつないだり、またその輪から外れて別の輪に行くなど、パーティーに来ている方々とコミュニュケーションを図ります。私の歓迎パーティーと言いながら、実際は自分たちの社交の場にもなっています。私はある会話の輪に入っていました。その輪の中に私のボスになるべき先生がおられました。その方はキューバ生まれで奥様はアメリカ人でした。その奥様との会話をご紹介します。

奥様：自分の夫は、キューバカストロ政権に弾圧されてキューバから命からがらご両親と弟と逃げてきたいわば**難民なのよね**。命からがら逃げてきたときには、手元には数十ドルしかなく、それも急場から出国するときに奪い取られないように、ご両親は子どもだった夫のぬいぐるみの中にそのお金を隠しておいたの。つまり、自分の夫がアメリカに来たときは、**一文無しなのよね**。

私：（あー、そうか、この著名な研究者はもともとは貧乏だったのだ。大変だったのだね。でも、アメリカの中ではいわゆる移民になるかな？）

奥様：なぜ、弾圧されたかと言うと、お父様は大学教授、お母様も大学教授、文化人で自由主義者だったの。それで、カストロが彼のご両親に恐怖を抱いて弾圧したのよね。

私：（おっとそうか、この研究者の**ご両親は偉い方だったのだね**。だから、**この方も偉いのだな**）

奥様：その後、彼は相変わらず貧乏だったけれど、いつも学校から多額の奨学金をもらって学校でも成績はトップクラス。それでイエール大学に行ったのよ。特に医学部は難しくて、そうそう日本の東大レベルだと言うわね。それで、医者になり初めてした研究でNatureに論文を書いて、ジョンズホプキンスで一番若くして教授になったのよね。

私：（かれの家が貧乏だったのに、学校の成績はよかったのだね。彼の成功は、アメリカンドリームだよね。あれ、貧乏人の話から、いつの間にか自分の夫の自慢話になっているな。）

奥様：たぶん、キューバの一文無しが、頭一本で医学部教授になったアメリカンドリームよね。このようなことが可能なアメリカを私は誇りに思うわ。でも、最近彼の買った車はホンダの高級車よね。やはり、日本はすごいし、日本から来たKitakazeに乾杯よ！

私：（自分の自慢話をしながら、最後のところで自分の自慢話で話を落とさないところがすごいよね。最後に私のことまでほめてくれているよ！）

最初は、自分の致命的な欠点から入り、最終的には、自分たちがいかにすごいかという自慢話をさりげなくしているということに気が付くのはパーティーが終了して帰る時ですね。これが、アメリカ的会話の進め方です。いや、大人の会話の進め方ですね。

逆に、自分が何か失敗したときは、いかに自分の置かれた状況が失敗しやすい状況であって失敗が外的要因で必然的に生じたこと、自分自身に非がないことをとうとうと述べて、最後に“This would not happen again.”と言います。アメリカ映画などでは、“This would not happen again.”は「ごめんなさいね」と訳されていますが、日本語の「ごめんなさいね」ではありません。This というのは、私の犯した過ちという意味ではなく、「私の過ちを引き起こす要因となった外的要因はもう起こりませんよ」と言っているのです。いつも物事の理由を見出す努力をして、**自分を最大限に良いように見せることに主眼を置いている**国民が書く論文と、「目は口ほどにものを言い」「沈黙は金、雄弁は銀」としている日本語文化圏と明らかに異なるわけなのです。**私たちはこの言語体系・言語文化圏の中で論文アクセプトをかけて勝負しなくてはいけない**のです。

ラクラクAcceptの秘訣 10
英語論文は欧米人の思考回路で書く
― Writing your English Manuscript as an American !

V章

査読者目線でアクセプトをゲットする論文執筆法③—各論編

「のたまいはよくわかりました。でも結局、論文をどう書くのですか？」

そうです、この本は英語論文の書き方という本でした。

少し詳しくお話ししていきましょう。まず、イントロダクションです。

1. Introductionの書き方

イントロダクションは、**基本は2段落**です。最初の段落は、自分の行った研究の背景を述べて、そのあとどう話をもっていくのか、その方向は一つしかありません。それは、自分の行う研究がいかに意味のあることなのか、そこにつなげるための第1段落なのです。第2段落は、第一段落を受けて自分がしようとしていることを述べます。場合によるとその第2段落に簡単な結論を書いて査読者の興味を引くことも考えます。分量はA4の原稿用紙1枚半がat mostですよ。**長いイントロダクションは査読者に嫌われます**。それは、自分のターゲットが決まっていないように見えるからです。「自分は今おなかがすいている→それは昨日徹夜で仕事をしていたからだ→自分は中華料理が世界で

一番おいしいと感じている→だから今日は中華料理店にいくのだ」を言うのに原稿用紙１枚（400字）も要りません。それと同じです。

私たちは、糖尿病治療薬のメトフォルミンに強い心保護作用があることを実験的に見いだし、その内容を論文化しました[11)]。その心は、メトフォルミンが心保護作用のあるAMPキナーゼの刺激剤なので、心保護作用があるのではないかと考え、イヌの心不全モデルとラット培養心筋細胞を用いた研究で明らかにしました。その時のイントロダクションが次のとおりです。

Metformin is widely used as an anti-diabetic drug with an insulin-sensitizing effect. A large-scale clinical trial has shown that metformin therapy decreased the risk of cardiovascular death and the incidence of myocardial infarction associated with diabetes, suggesting that this drug may be useful for patients who have both cardiovascular disease and diabetes.

メトフォルミンはインスリン感受性を促進させる抗糖尿病薬です。大規模臨床研究ではメトフォルミンは心血管死のリスクを定価させ、糖尿病と随伴する心筋梗塞の発症を低下させますが、これらはこの薬剤が心血管疾患と糖尿病疾患と糖尿病の両方を有する患者に対して有用であることを示唆しています。

「メトフォルミンは糖尿病の薬なのに、大規模臨床研究では、心血管疾患を抑制する作用があります」と述べています。つまり、「非常によく使われている糖尿病薬には臨床的に心保護作用があることは、常識ですよ、ということはメトフォルミンに糖尿病改善を介して心保護作用があるだけでなく、直接的な心保護作用があるかもしれません」と暗示しているわけです。

Eurich and colleagues recently reported the results of a meta-analysis showing that metformin was the only antidiabetic agent to reduce all-cause mortality without causing any harm in patients who had heart failure and diabetes. These results suggest that there is a tight linkage between cardiovascular disease and diabetes and that metformin has a cardioprotective effect.

Eurichとその共同研究者は、心不全と糖尿病を有している患者に対し、メトフォルミンはほぼ有害事象を生じることなく全死亡率を低下させる唯一の薬剤であることを示すメタ解析結果を最近示しました。これらの結果は、心血管疾患と糖尿病に強い関係があることとメトフォルミンが心筋保護作用を有することを示唆しています。

さらにその議論が正しいことを具体的な論文を引用して、強調します。読者は、糖尿病より心血管疾患とメトフォルミンの関係に関心が向いていきます。でも、そんなことが科学的ありうるのか？　との疑問が湧いてきます。

Metformin is known to activate AMP-activated protein kinase (AMPK), which is expressed in various tissues including the myocardium and plays a central role in the regulation of energy metabolism under stress conditions. AMPK is activated by ischemia-reperfusion, as well as in hearts with pressure overload hypertrophy and subsequent heart failure.

メトフォルミンはAMPKを活性化することが知られていますが、AMPKは心筋など多くの組織に存在し、ストレスがかかった状態でのエネルギー代謝に中心的な働きをします。AMPKは、圧負荷から心不全に陥る心臓だけではなく、虚血・再灌流でも活性化されます。

メトフォルミンのシグナル伝達について記載します。メトフォルミンはAMPKを活性化するのですが、そのAMPKは心肥大のみならず虚血・再灌流障害も抑制して心不全を抑制する可能性があることを述べます。

In addition, Russell et al. have demonstrated that isolated hearts of AMPK-deleted mice show an increase of apoptosis and dysfunction following ischemia-reperfusion. Activation of AMPK by adiponectin has been also reported to protect cardiomyocytes against apoptosis and attenuate myocardial ischemia-reperfusion injury in mice. Furthermore, metformin has been reported to increase the production of nitric oxide (NO), which is known to have various beneficial cardiovascular effects and may alleviate mechanical or neurohormonal stress on the heart.

さらにRussellらはAMPKノックアウトマウスから得た単離心筋細胞において、虚血・再灌流によりアポトーシスが生じることを示しています。

アディポネクチンにより活性化されるAMPKは心筋細胞のアポトーシスを抑制し、マウスにおける虚血・再灌流障害を減弱させます。

さらにメトフォルミンは一酸化窒素（NO）を増やすことが報告されていますが、NOは種々の心保護作用を有していることが知られており、心臓に対する力学的・神経体液因子による負荷を抑制するかもしれません。

そこから矢継ぎ早やに、メトフォルミンが強い心筋保護効果があることを強調し、さらにNOやアディポネクチンなどのだれでも知っている心保護物質と関連があることを暗示します。

ここまでが第１段落です。ここまで、読みすすめると、査読者や編集者は、メトフォルミンで心不全が改善するというデータが出てくると面白いのではないかと感じます。そして、そのような実験をしてくれれば面白いな、と感じるわけです。そこで第２段落に入ります。第２段落は、自分の研究の内容のほうに大きく舵をとります。そこでは、自分の行った研究が至極妥当であることを述べるのです。

These findings led us to hypothesize that activation of AMPK by metformin may exert a cardioprotective effect under stress conditions. Accordingly, metformin might be a potential new treatment for cardiac failure because it activates AMPK and increases NO production.

これらの知見はメトフォルミンによる AMPK 活性化が負荷のかかった状態において、心保護的に作用するかもしれないとの仮説に導いていきます。

つまり、メトフォルミンは AMPK を活性化して NO を増加させるため心不全の新しい強力な治療法になるかもしれません。

ここまで考えると、メトフォルミンで AMPK を活性化すると心負荷状態を減弱できること、さらにその心負荷を心不全と言い換えます。なぜかと言うと、自分たちの研究では、心不全動物で研究しているからです。少しずつ自分に有利なように言いかえています。しかもそれが NO と関係しているかもしれないとします。なぜ、NO を再度出したかというと、自分たちの研究で NO を測定しているからです。

Therefore, we investigated the influence of metformin on apoptosis, an important feature of heart failure, by using cultured neonatal cardiomyocytes exposed to H_2O_2 and the effect of metformin on the progression of pacing-induced heart failure in dogs along with activation of AMPK.

そこで、私たちはメトフォルミンのアポトーシスや心不全に対する影響を H_2O による培養心臓細胞により、メトフォルミンのページングにより引き起こされた心不全犬における効果を AMPK の活性化とともに研究したのです。

そこで最後に自分たちのプロトコールを述べます。これだけで 315 単語です、A4 の原稿用紙で 1 枚と四分の 1 です。

2. Introductionに使うTIPS

イントロダクションは、なるべくわかりやすくすることが大切です。そのためには、英文を作る際の技があります。

たとえば、下記の文章は若い先生が書いてきた文章です。

Cardiac magnetic resonance (CMR) is a rapidly emerging noninvasive imaging technique that is increasingly being used for heart failure population. However, a head-to-head comparison of CMR to other modalities with regard to diagnostic performance in heart failure patients has not been investigated. We sought to evaluate the diagnostic accuracy of CMR for heart failure patients compared to endomyocardial biopsy (EMB).

心臓磁気共鳴法（CMR）は、心不全の患者たちによく使われるようになってきた急速に発達した非侵襲的画像検査です。しかしながら、心不全におけるCMRと他の診断法との直接比較は研究されていませんでした。そこでわれわれは、心内膜下心筋生検（EMB）と比較することによりCMRの診断の正確性を検討しました。

この文章に対するコメントは、下記です。

① 形容詞をたくさんつけて単語を長くしない。

② 流れるように文章をつくる。

③ 主語が頭でっかちにならない。

④ 魅力的に書く。

⑤ 文法には忠実に書く。

そして、次のように添削しました。意味はほとんど変わらないのですが、語順だけが変わっていることに注目してください。

Cardiac magnetic resonance (CMR) is a noninvasive imaging technique that is rapidly emerging and increasingly being used for the patients with heart failure, however, diagnostic performance of CMR has not been directly compared with other diagnostic modalities. We sought to evaluate the diagnostic impact of CMR for heart failure patients in comparison with endomyocardial biopsy (EMB).

また、日本語ではやたらに接続詞を使いますが、下記のように接続詞を使わなくても、文意がつながればOKです。1つ目の文章は2つ目の文章の伏線に、1＋2の文章は3つ目の文章の伏線になり、頭の中で、and, therforeが自然と保管されるのがベストな作文です。

Despite improved outcome with establishment of reperfusion therapy, heart failure and cardiovascular (CV) death remain significant risks after acute myocardial infraction (AMI). Limiting infarct size may reduce post-AMI risks. We evaluated the effects of nicorandil and ANP on infarct size and subsequent CV outcome.

再灌流療法の確立により心血管アウトカムが改善したにもかかわらず、心不全や心血管死は急性心筋梗塞後に生じる大きなリスクとなっています。心筋梗塞サイズの縮小がこの急性心筋梗塞後のリスクを低下させるかもしれません。そこでわれわれは、ニコランジルとANPが心筋梗塞サイズと引き続き生じる心血管アウトカムへいかなる影響を与えるかを評価しました。

3. Methodの書き方

次いでMethods and Materialsです。

ここで一番大切な点は、医学系の論文であれば、倫理の問題についての記載です。

あなたの研究が基礎研究であれば、下記のような記載が必要です。また、当然、動物実感に関する委員会に皆さん方のプロトコールを実験前に審査していただかないといけません。

All procedures were performed in conformity with the Guide for the Care and Use of Laboratory Animals (NIH publication No. 85-23, 1996 revision) and were approved by the ethical committee for laboratory animal use of the National Cerebral and Cardiovascular Center in Japan (M22-49).

もしあなたの研究が臨床研究で、もし一人ひとりの研究参加者からinformed consent（同意取得）を得なければいけない研究でしたら、次の臨床研究の登録番号を記した記載Ⓐと、Ⓑの倫理委員会でOKとなっている記載が必要です。当然記載だけではなく試験が始まる前に実際に倫理委員会にかけて倫理委員会のアクセプトが必要となります。

Ⓐ The PPAR Study (Pioglitazone Protects DM Patients Against Re-Infarction) was a PROBE study conducted across 106 hospitals and clinics in Japan. The trial has been registered with Clinicaltrials. gov (No. NCT0021204) and UMIN (No. C000000091).

このPPAR研究は、日本国内106の病院と医院でなされたPROBE研究では、Clinicaltrials.gov (No.NCT00212004) とUMIN (No.C000000091) に登録されています。

Ⓑ All patients provided written informed consent. The study protocol was approved by the institutional review boards and the ethics committees of all hospitals involved. The study was performed in accordance with the principles enshrined in the Declaration of Helsinki and Japanese ethical guidelines for clinical research.

すべての患者は文書での研究同意書を提出しています。また、本研究は施設内倫理委員会の了承を得ています。さらに、本研究はヘルシンキ宣言およびわが国の臨床研究ガイドラインに従って行われました。

もし、一人ひとりの同意が不要な後ろ向き観察研究であれば、Ⓒの書き方でよいです。ただ、実際に、きっちりとオプトアウトをしなくてはいけません。

Ⓒ This study was approved by National Cerebral and Cardiovascular Center Research Ethics Committee (M22-49, M24-51). The Committee decided that the acquisition of informed consent from 167 patients was not required according to the Japanese Clinical Research Guideline because this was a retrospective observational study. Instead, we made a public announcement using both internet homepage of our institution and bulletin boards of our out-patient and in-patient clinics in accordance with the request of the Ethics Committee and the Guideline.

この研究は、国立循環器病研究センターの倫理委員会で承認されています(M22-49, M24-51)。本倫理委員会では、167人の患者からの文書同意は本研究が後ろ向きの研究であるため不要であるとしております。そのかわりに倫理委員会とガイドラインからの要求により、ホームページ上・外来・入院棟においてこの研究を公表しました。

方法論の英語表記は、①〜③のように書いていただければ、さして英作文において大切なテクニックはありません。

① 自分たちのしたことを正確に、

② 臨床・基礎研究どちらにしても、どのような集団または動物・細胞に対して、実際にどのようなことをしたかわかるように、

③ わかりやすく淡々と、

また、プロトコールが複数あるときは、Protocol 1, Protocol 2, Protocol 3 と分けてわかりやすく記載することも大切です。

下記は、私たちの大規模臨床研究の論文[12)]における方法論の記載です。

In 2 independent prospective, single-blind, placebo (PBO) -controlled, randomized studies conducted at 94 hospitals in Japan, subjects undergoing reperfusion therapy after AMI received either nicorandil (0.067mg/kg bolus injection, then 1.67 μg/kg/min 24-hr continuous infusion) or ANP (0.025 μg/kg/min continuous infusion for 3 days) or matching placebo. Average follow-up was approximately 2.5 yrs. The primary endpoints were infarct size (creatine kinase mass (CKm) estimated by the area under the curve) and left ventricular ejection fraction (EF) evaluated by left ventriculography. Incidence of CV death, CV event or heart failure was the secondary endpoint.

この2つの独立した前向き、単盲検、プラセボコントロール群をおいた無作為試験が、日本の 94 施設で行われましたが、AMI の治療を受けた方にニコランジルか AMP を、各々のプラセボをコントロールとして投与しました。平均追跡期間は 2.5 年です。主要評価項目は、梗塞サイズと左心室エコーから評価した左室駆出率でした。心血管死、心血管イベント、心不全発症率を副次評価項目としました。

このように、淡々と自分たちが何をしたかを記述してください。

また、方法論の記載は、少し冗長になりやすいので、読み手の理解を助けるために文章を引き締めることも大切です。例えば、上の文章のように、一つひとつ何を行ったかを簡潔にまとめることは大切です。and, although などを使って論を誘導しないほうがいいのです。また、下の文章の下線部は冗長なので引き締めることが必要です。

The hard endpoint was defined by appropriate defibrillator interventions, cardiac arrest, sudden cardiac death or left ventricular assist device implantation. At the time of diagnosis, echocardiographic assessment was performed (Vivid 7, GE). Left ventricular mass, left atrial volume, EF by modified Simpson's methods and wall stress by M-mode were obtained. Longitudinal strain (LS) from the 4-and 2-chamber views and circumferential strain (CS) from the mid-ventricular short-axis view were obtained with speckle tracking analyses (EchoPAC, GE).

下線部を引き締めると次のようになります。

echocardiographic assessment (Vivid 7, GE) provided left ventricular mass, left atrial volume, EF by modified Simpson's methods and wall stress by M-mode.

4. Resultsの書き方

Rersults（結果）は、①〜③のように心掛けます。

① 相手の思考回路の順番に。

② どのような集団に対して、どのようなことをしたかわかるように。

③ 結論が自然と導きだせるように。

論文で一番大事な筋道は図表に集約されますから、結果では、図表をいかにわかりやすく説明するかが基本です。当然、図表を丁寧にかつ見やすく作成することが大切です。図表は、一番よく査読者や編集者から見られますのでタイプミスなども禁物です。

Methods に記載された Protocol 1, Protocol 2, Protocol 3 の順に結果を記していきます。この時にできればそれぞれのプロトコールに典型的なデータをお示しすることをお勧めします。たとえば、ある薬剤が心肥大を抑制するなら、その心臓の写真、もしくは光顕などで撮影した組織の写真を１枚添えます。そのあと棒グラフや折れ線グラフで全体の説明をします。または、アデノシンが TGF-βの発現を抑制するなら典型的な western blot のデータを示します。そのあと平均値のデータを示します。典型例を出すと、「その図が汚いとか、このような図でそのようなことが言えるのか」などいろいろと批判の対象になる可能性があるのですが、それでも典型的な写真を出すことが肝要です。なぜならそのほうが、読者がわかりやすいからです。最近は、基礎研究ではブロットのデータを出すことが多いので、プロトコールが理解しやすいのですが、生理学的な基礎研究の場合はどのようなパラメーターを測定したのか理解を高めるために生のチャートを典型例として出すと印象が良いです。

大規模臨床研究では、典型的な一症例は難しいですが、観察研究で MRI をエンドポイントとした研究の時に、MRI の典型的な画像を出すということは大変よいことです。

実際の臨床研究では[12]、以下のように、行ったことを理路整然に書き、読めばロジカルに結論が読者の頭の中で構成されるように書くことが大事です。

In all, 613 subjects received treatment with nicorandil (N=309) or placebo (N=304) and 603 subjects received ANP (N=290) or placebo (N=313) ; Mean infarct size was significantly reduced by

ANP [66459.9 vs 77878.9 with PBO], but not by nicorandil (70520.5 vs 70815.9 with PBO). The ratio of CKm between ANP and placebo is 0.853 (95%CI 0.751-0.970). This result revealed that the treatment with ANP reduced infarct size by 14.7% (p= 0.016 : two sample t-test). EF was unchanged by either treatment vs placebo. The time to event analysis showed that the free rate of re-hospitalization due to heart failure in ANP was statistically and significantly higher than in PBO (p=0.0066, log-rank test). The free rate of CV death in nicorandil was higher than in placebo (p=0.378).

613人の症例において、ニコランジルまたはプラセボ、ANPまたはプラセボを投与しました。平均梗塞サイズはANPで低下しましたが、ニコランジルでは低下しませんでした。CKm比は、ANPとプラセボでは0.853でした。この結果よりANPは心筋梗塞サイズを14%低下させることが示されました。EFは治療により悪化しませんでした。イベント発症時期の解析ではANPで心不全入院回避率を有意に上昇させました。ニコランジルでもその値を上昇させました。

5. Discussionの書き方

1) Discussionの中身

ディスカッションは、①～⑥のように述べます。

① まず、自分たちのしたことをまとめ

② その結論のサイエンス全体に対する位置づけをして

③ 同様の過去のデータとの相違について述べて

④ その相違のメカニズムについて議論して

⑤ その研究の意義について述べて

⑥ その研究のリミテーションについて書きます。

①〜⑥の後にダメ押しの結論を書きますが、その結論の書き方は、下の①〜④のように書かれることをお勧めします。

① 自分たちの結論は、結果から導き出せるもののみにして推測はしないこと。結論を結果から出てくる以上のものにしてしまうと、いわゆる「言い過ぎる」と、いくら研究内容が良くてもダメになります。どうしても結論を超えて推論として言いたいときは、結論の部分から切り離して、展望などとして入れるのがよいでしょう。

② Introduction のところに書かれた作業仮説と呼応するように書く。

③ 結論が結果と必要十分になるように。

④ 研究の意義が分かるように書く。

結論は、例えば、Ⓐのような平板な表現ではなく、Ⓑのようにしてください。皆さん方の主張を過不足なくお伝えすること、また、その研究から医学・科学に対して発信できる情報も少し入れるとよいですね。

ⒶCMR would be better to diagnose cardiomyopathy especially without wall thinning than EMB. Noninvasive CMR may be more useful modality as part of the diagnostic workup for patients in heart failure.

ⒷNoninvasive CMR had an excellent ability to diagnose the patients with heart failure equal to or better than invasive EMB. Particularly CMR may be suitable for the patients without wall thinning. We are urged to consider and use CMR for the quality diagnosis of heart failure besides or instead of EMB.

以下の文章は、私たちの Lancet に乗った論文[12)]の結語です。

In conclusion, ANP as an adjunct therapy to PCI reduced infarct size and improved outcome in patients with a first AMI ; nicorandil may provide further cardioprotection.

このように、結論をクリアに読者に伝えることが大切です。また、結論は、イントロダクションでの問題提起と対応する必要があります。この研究では、ANPとニコランジルの心筋梗塞抑制効果を検討するということが研究の目的でしたから、結論は、ANPは心筋梗塞サイズを小さくできたがニコランジルはできなかったとなります。結論は、結果から導き出されること以下でも以上でもいけません。**結論は、問題提起のイントロダクションに対して必要十分でないといけません。**

2）Limitationsの中身

Limitationsについては、前述したとおりですが、もう一つ例示してみましょう。この研究は、われわれの心不全のデータベースを用いて、心不全の方は、がんの有病率が心不全でない方に比べて高いということを後ろ向き解析にて検討した研究です[13]。

Study Limitations

The present study had some limitations. First of all, because this study was a single-center study, the number of patients was limited, particularly those with CHF.

本研究は、いくつかのlimitationsがあります。まず、第一にこの研究は、単施設研究であり、症例数は特に心不全症例においては特に限定されています。

まず、最初のリミテーションは単施設の研究であるということです。

Our hospital is a leading hospital with high volume of CHF patients ; we have a database of more than 8,000 CHF patients with precise information on the etiology and severity of CHF.

われわれの病院は、慢性心不全患者を多く扱っている第一線の施設です。心不全の原因や重症度などの詳細な情報を有する 8,000 人以上もの心不全患者のデータベースがあります。

でも、私たちの病院は心不全については先導的な病院でそこで 8,000 症例の心不全の病態を解析したので問題は少ないでしょうと、自分たちのメリットを強調します。

Nevertheless, we cannot analyze the incidence of rare cancers in the database of CHF patients. To resolve this, we suggest testing the present hypothesis using larger multicenter trials.

しかしながら、心不全患者のデータベースではまれながんの発症率については解析できません。この問題を解決するためには、より大規模な多施設研究で現在の仮説を証明することを提案します。

とは言うものの、まれながんについてはこのデータベースでは不明ですねと、少し引き下がります。それにもかかわらず、この心不全のデータベースからはまれながんについての発症率は解析できません。これを解決するにはより大きな臨床研究にて今回の仮説を評価することを提案します。

Second, our hospital is located in the Osaka prefecture. The majority of patients come from the area near Osaka ; however, we had enrolled patients from all over Japan because our hospital was the sole institution that targeted cardiovascular diseases and heart failure. On the other hand, the cancer database comprised subjects from all over the country. These differences in residency may also affect the quantitative results of the present study.

われわれの病院は大阪にあり、患者の多くは大阪近郊から来院しています。しかし、われわれの病院は心血管病と心不全に特化した国内唯一の施設です。一方、がんのデータベースは国内至るところから集められており、この住居の地域差が本研究の定量的結果に影響を及ぼすかもしれません。

心不全症例は主に大阪地区の患者さんで、がんのデータベースは日本国のものなので、地域差があるかもしれません。

However, we Japanese are quite homogenous from the viewpoint of living style or genomic patterns.

しかし、われわれ日本人は、生活スタイルや遺伝子の観点からかなり均一です。

日本人は均質だからあまり問題にならないのでは、と切り返します。

In addition, we could not exclude the data of CHF patients who were also diagnosed as cancer from the Japanese 2008 cancer database. It is impossible to exclude the CHF patients from the cancer database, which may underestimate but not overestimate the fact that much more patients suffer from cancer in patients with CHF.

さらにわれわれは、2008年日本が『全国がん登録データベース』でがんと診断された方の中に、心不全の方が含まれてしまい、それを除外できませんでした。全国登録がんデータベースから心疾患症例を除外することは不可能ですが、このことは心不全患者でがんを発症する人が多いという結果を過小評価することはあっても過大評価することではないのです。

日本人のがんの有病率は2008年の調査のものを使用しているが、その中に心不全の方も含まれているため、心不全のある方とない方のがんの有病率の差を示していないのではないかという論点がでてきますが、そのデータで解析したら本研究の結果をunderestimateすることはあってもoverestimateすることはないので、本研究の結論は変わりません、とかわしています。

Lastly, the correlation and causality between CHF and caners are completely different, and we did not have absolute answer to approve or deny these two possibilities in the present study, which warrants the further investigation.

最後に、心不全とがんが単に相関するか因果関係があるのか、まったく異なってきます。この問題に対してわれわれは決定的な解答を有しておらず、今後の研究が必要になると考えます。

実はこの問題が一番重要です。一番重要でしかも大きな弱点となるので、さりげなく一番後ろに置きました。私どもの結論はがんが心不全を誘発するという結論なのですが、がんが心不全に関係している可能性もあるわけです。論文の中は、この点を明らかにするために、がんと心不全の診断日を調査し、心不全が発症してからがんが発症してものだけをカウントしてもその傾向は変わらないことを示しているのですが、それでも診断日が本当にがんと心不全の発症日を意味するものではないことは暗黙の了解なのでこのように書きました。この点も鑑みて、この論文のタイトルは、断定的なことを言わずに、

Does the Pathophysiology of Heart Failure Prime the Incidence of Cancer?

としています。

4）基礎研究の場合

基礎研究での Limitation の書き方を例示してみましょう。この研究は[14]、AST-120 という血中の Indoxyl sulfate（IS）を低下させる薬剤が腎保護だけでなく心保護もあるという結果を示したものですが、大動物の実験だったので、シグナル伝達について分子生物学的な解析がなされていませんでした。ここは、言い訳できないので、素直に将来そのような検討もしたいと述べるだけにしました。

Study Limitations

We found that the oral administration of AST-120 which reduced the plasma levels of indoxyl sulfate is cardioprotective in the canine HF model. However, the precise cellular mechanisms how indoxyl sulfate levels increase in the pathophysiology of HF, and how AST-120 improves the progression of HF and change the signal transductions to modulate extracellular signal-regulated kinase (ERK) and AKT in the failing myocardium are unclear. Thus, the studies targeting the cellular mechanisms such as identification of target proteins of indoxyl sulfate are needed to explain the results of the present study.

われわれは、インドキシル硫酸血中 IS を低下させる AST-120 の経口投与が、イヌの心不全モデルで心血管保護的であることを見いだしました。しかし、どのようにインドキシル硫酸が心不全で上昇するのか、いかに AST-120 が心不全の進展を改善し ERK や ATK の細胞内伝達を抑制するのか不明です。ですから、インドキシル硫酸の標的蛋白同定などの分子メカニズムに関する研究は本研究の結果を説明するには必要です。

基礎研究は、基本的に Limitations はつけないほうがよいですね。Limitations を破るのが基礎研究ですから。

以上が、Introduction から Discussion までの論文の本体を書く上での、鉄則です。もちろんこれ以外の書き方もありますが、これが王道であるといっても過言ではありません。この王道に従った論文の書き方を理解したうえで、慣れてきたら自分なりのバリエーションを試してみるのはよいことだろうと思います。

できれば、Introduction に１日、Method and Materials, Results に１日、Discussion に２日かけて１週間で仕上げます。この時は、冬眠のクマのように部屋にこもってひたすらコンピュータにしがみつきます。誰が声を掛けてきても、急ぎの用事でないメールはすべて無視して執筆活動を行います。もちろん、その冬眠の前に、論文の構想を考えておく必要がありますが、私の場合は図表が決まればとりあえず書きはじめます。

ラクラク Acceptの秘訣 11

まず、論文を書く作業の王道を理解する

—交通教則と同じで本文を書く上での教則を知れ！

6. Referencesの書き方

References（参考論文）は、論文としては必要ですが、論文をアクセプトさせるためには必要がないように思われます。でもこれも大間違いです。実はこのパートは大変センシティブな要素を含みます。もし、あなたが査読者であなたの研究領域の論文だったとして、あなたの論文が引用されていれば、その論文に好意を持つでしょうし、あなたの論文が引用されていなければ、少しがっかりするでしょう。やはり、**だれが査読者になるかを予想して、もしくは誰が編集者になるのかを予想して論文は書くべき**です。

オーソドックスなその論文に不可欠な参考論文は必ず引用し、その後どのような編集者・査読者に回っても実害がないように論文は引用することが大切です。この意味からも、引用論文数の規定数ぎりぎりまでほかの論文は引用してください。

ラクラク Acceptの秘訣 12

参考文献は自分の論文の主張部分！

—査読者になる可能性のある研究者の論文を引用する！

まとめ：アクセプトされる論文へのTIPS

ここまで、いかに論文を書くかを述べてきましたが、言い残した部分、強調しておきたい部分を再掲してみます。

TIPS

1 とにかく英語で書きはじめる

論文を書く前に、その論文の構想を立てますが、論文の構想に多くの時間を費やすより、むしろ論文を書きはじめたほうがいいです。というのは、「論文構想のあれやこれや」はどうしてもわれわれ日本語で考えます。そうすると、英語の頭で論文を書きはじめたときに齟齬が出てきます。とりあえず、論文は英語頭になって英語で書きはじめてください。ただ、基礎研究であれば実験中に、臨床研究であれば、データ整理中に自分の研究のストーリーを十分に考えておき、また、ご自分の上司や同僚と日ごろからご自分の研究の長所と短所を話し合っておくことが大切です。

2 書き始めたら一気呵成に

論文は、書きはじめたら１週間をめどに書き終えます。サマリーに１日、イントロダクションに１日、Methods に１日、Results と図表に１日、Discussion に２日、参考文献に１日です。１日３時間を２つで６時間かけます。一度に１日６時間時間が割けない方は、土曜日、日曜日に３時間を３つで９時間かけて、月から金で３時間を１つで３時間かけ、最後の土曜日に３時間を３つかけ、日曜日に３時間＋３時間＋４時間かけます。書きはじめたらなるべく早く書き上げることが大切です。一日少しずつ書いていると前にどのようなことを考えていたのか、わからなくなり全体の統一が取れなくなります。

3 すき間時間に推敲する

論文を書き終えたら、細かい文章の修正や推敲に入ります。この時期には、私自身は、紙に打ち出して行き帰りの電車の中や少しでも時間が空いている時間に数行でもよいから論文を推敲します。この時に、特にイントロダクションとディスカッションのストーリーが変わることもよくあります。

4 1週間おいてから再度読む

このあと、論文はすぐには出しません。ワインのように少し寝かせておきます。1週間の間はこの論文のことは忘れて、次の論文の構想に入ってください。1週間ぐらいしてから再度読むと、独りよがりのイントロダクションやディスカッションの箇所があぶりだされてきます。これを丁寧に1週間ぐらいかけて修正していきます。

5 ネイティブチェックをしてもらう

論文は、可能でしたら、英語を母国語としている方にみてもらってください。ただ、これらの方は、あなたの論文の文法的な間違いの修正、英語らしい言い回しへの修正はしてくれますが、当然、内容、文章の並べる順序などは変えてくれません。もし、そのような英文チェックをしてくれる方がいないようなら、本文だけなら2～3万円で詩文修正してくれる業者があります。

ラクラクAcceptの秘訣 13

論文は一気呵成に書き、一週間放置し熟成する。

—論文は推敲のプロセスが大事！

Ⅵ章

査読者目線でアクセプトをゲットする論文執筆法④ ―仕上げ編

1. 投稿に際して一番大事なこと

論文投稿の際に一番大切なことは、査読者の推薦・忌避です。査読者は推薦・忌避できるのです。私が副編集長・編集者として関与している学術雑誌において、多くの論文投稿者の方々は、ここの欄を空欄にして投稿してきています。多分、査読者を推薦しても、そのとおりにならないし、投稿者が推薦した方々は編集者が選ばないのではないかと思っているのではないでしょうか？ また、査読者の忌避についても、忌避した査読者を編集者は選ぶのではないかと思っているのかもしれません。

これは、まったく違います。推薦された査読者の中からかならず一人は査読候補者として選択され、編集者はその査読候補者に依頼しなくてはいけません。私が、関係している複数の学術雑誌ではそのように手順書に決められています。編集者も、推薦された査読者は、その分野のエキスパートなので安心して依頼することができます。

忌避する査読者も同様で、その方は査読候補者から自動的に外れます。忌避するということは、学問的に相反（conflict）しており、正当な評価を査読者がしない可能性があると編集者は判断します。

査読者の推薦は、その分野であなたの研究を正当に高く評価してくれている方を３人ぐらい選びます。その方の所属、住所、メールアドレス、電話番号などが必要となりますので、あらかじめ聞いておく必要があります。ただ、あなたと上司・部下・同施設の同部署であった方は選ばないようにしたがたほうがよいかと思います。COI（conflict of interest）に問われる可能性があります。ただ、それもその方と部署が異なるようになって3年過ぎていれば一般的に問題ないと考えられます。

たまに、私のところに知り合いの方も初対面の方も、「実は私は○○という雑誌に論文を投稿しましたが、先生を査読候補者に推薦いたします。先生のところの査読依頼が来る可能性があります」と電話やメールが来ることがあります。COIすれすれのところですが、ここで、論文に手心を加えてほしいと言うと、アウトなので気を付けてください。

2. キーワードの選定

キーワードは、論文中に開催することもありますし、ネット投稿プロセスの中で聞いてくることもあります。もちろん、これによって論文がアクセプトされるかどうかは左右されません。ただ、編集者が査読者を選ぶときに、それぞれのジャーナルの抱えているデータベースから選びますが、その時に編集者がキーワードから査読者を選択することがあります。その観点から、投稿論文の特徴をよく示すようなキーワードを選択してください。

3. カバーレターの準備

カバーレターは、定型のものがありますので、それを参考にします。　次のように書きます。

month day, year

Dear, Prof. 相手の名前 , Editor-in-chief of 雑誌名

Title :“Does the Pathophysiology of Heart Failure Prime the Incidence of Cancer? ”

Dear, Prof. 編集委員長の名前 ,

We are submitting our manuscript entitled “Does the Pathophysiology of Heart Failure Prime the Incidence of Cancer? ” to 雑誌名 as an article.

First of all, we would like to briefly explain the background, clinical significance and rationale of this study.（ここに自分たちがしたことのサマリーを簡単に書く）We believe that the present result is novel and important for general clinical medicine and that this manuscript will be of considerable interest and clinical value to the readers of 雑誌名 .

Next, we would like to identify the role of each author in this manuscript. Study concept and design : 対応する共著者の名前 Acquisition, analysis, or interpretation of data : 対応する共著者の名前 ; Drafting of the manuscript : 対応する共著者の名前 ; Critical revision of the manuscript for important intellectual content : All authors ; Statistical analysis : 対応する共著者の名前 ; Obtained funding : 対応する共著者の名前 ; Administrative, technical, or material support : 対応する共著者の名前 ; Study supervision : Kitakaze

Thirdly, we confirmed that 1) these papers are not under consideration elsewhere ; 2) none of the papers' contents with the exception of abstracts have been previously published ; 3) all authors have read and approved the manuscript ; 4) agreement to be accountable for all aspects of the work in ensuring that questions related to the accuracy or integrity of any part of the work are appropriately investigated and resolved ; 5) the full disclosure of any relationship with industry is stated ; and 6) we have provided the appropriate material for inclusion in the box that appears after the "Conclusions" section in the manuscript. These works have not been published in any languages and are not being considered for publication elsewhere in whole or in part until a decision has been made as to its acceptability for 雑誌名 .

Thank you very much again for your great effort. I am grateful for your review and looking forward to hearing from you soon.

With best wishes,

あなたの名前、所属、住所、メールアドレス、電話番号

ここは定形なので論文のアクセプトには関係しません。

さあ、これでいよいよ投稿です。これで一見落着のように見えますが、実はアクセプトされる論文の道のりは、ここから始まります。

Ⅶ章

論文がアクセプトされるためのrevise

1. Decision letter をどう読むか？

投稿してから数週間後、雑誌社から返事がきます。この返事への対応が実はとても大切です。

例えば、下記のようなメールが来ました。この返事を見てどう考えますか？①～⑤のうちどれが正しいでしょうか？

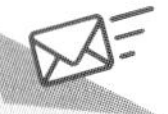

Dear Dr. Kitakaze：

Your manuscript, "A dipeptidyl peptidase-IV inhibitor improves diastolic dysfunction in Dahl salt-sensitive rats," submitted for publication in the Journal of Molecular and Cellular Cardiology, has been read by expert reviewers. In its present form the manuscript is not acceptable for publication. Although the reviewers commented favorably on your manuscript, there were significant criticisms that preclude publication.

These comments indicate that your manuscript has some serious weaknesses. We would be willing to reconsider the manuscript after it has undergone a major revision that takes into account the criticisms of the reviewers. I will then return your revised manuscript to both reviewers for re-evaluation, with no assurance of acceptance.

① アクセプト確率＝0%

「In its present form the manuscript is not acceptable for publication.」と書いてあるから、論文は落ちたものと考えます。

② アクセプト確率＝20%

この論文は、「your manuscript has some serious weaknesses. 」と書いてあるから、リジェクトではないけれど、なかなか通すのは大変です。

③ アクセプト確率＝40%

この論文は、「Although the reviewers commented favorably on your manuscript, there were significant criticisms that preclude publication」と書いてあるので、まず、いいところに行くのではないでしょうか？

④ アクセプト確率＝75%

この論文は、「the reviewers commented favorably on your manuscript」：と書いているので、もう少しいい線に行くのではないでしょうか？

⑤ アクセプト確率＝99%

この論文は、評価が好意的なこと、また、再度見てあげるよと言ってくれているから。

多くの方は、②か③と思うのではないでしょうか？　慣れている方は、④だと考えるでしょうね。じつは、この返事が来た時に私は大喜びをしました。そして、この論文を担当している若い先生に「おめでとう。ほぼアクセプトだよ」と電話をしました。正解は、⑤アクセプト確率=99%です。

では、この返事はどうでしょうか？

Dear Dr. Kitakaze :

Your manuscript "Natriuretic Peptides Enhance the Production of Adiponectin in Human Adipocytes and in Patients with Chronic Heart Failure" has been evaluated by both external reviewers and by the editors. The consensus is that it will merit publication if the issues raised by the reviewers can be adequately addressed. The comments of the Reviewers are included with this letter. Your manuscript has also been forwarded for further evaluation of statistical methods, and you will receive separate communication if issues are raised which should be addressed. Please be sure to contact the Editorial Office if two weeks have passed and you have not received a statistical review.

これは、アクセプトされるだろうなと思うと思います。実はこれはアクセプト確率=100％です。

それに対して下記の返事は、どうでしょうか？

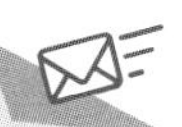

Dear Dr. Kitakaze,

Thank you for your recent manuscript submission "Impact of Adenosine Receptor Signaling and Metabolism on Pathophysiology in Patients with Chronic Heart Failure" to JACC. Unfortunately, after careful consideration by the editors and by expert reviewers, the consensus is that its priority is too low to warrant publication.

The comments of the reviewers are enclosed for your information. Both reviewers assigned the manuscript a relatively low priority score, with which the editors concur. We are sorry for the negative decision.

The major issue(s) impacting our decision were methodological concerns detailed in the attached reviews as well as the confusing presentation which seemed to include several studies in one.

We recognize the thought and effort that went into your work. Regrettably, we are able to publish less than one-fifth of the papers we receive and must decline many of considerable merit. Thank you for your interest in the journal, and we look forward to receiving other submissions from you in the future.

これは、絶対無理です。アクセプト率=0%です。

最後に慰めの言葉までかけられているようではだめです。**厳しい言葉が掛けられているときのほうがアクセプトされる確率が高い**ものと考えてください。

先方からの返事は行間を読む必要があります。正確に分析しないとアクセプトされるべきものがアクセプトされず、また、アクセプトされない論文のときは、あきらめて次の雑誌に早く乗り換えて投稿することが大切です。

2. 論文がアクセプトされるReviewersへの応対

アクセプト率が0%ではないので、再投稿しようと決めたとき、査読者に対する対応はどのようにすればよいでしょうか？　実は、ここでの対応方法に、論文をアクセプトさせるコツがあります。

別の論文[15)]ですが、下記のようなメールが来ました。

Dear Dr. Kitakaze,

Thank you for your recent submission to JACC. Your manuscript has been carefully evaluated by the editors and by expert external referees. The consensus is that it cannot be accepted in its current form. However, we would be willing to consider a revised manuscript on a de novo basis. Because of the extensive revisions required, your manuscript will be treated as a new submission, assigned a new manuscript number, and will be subjected to peer review and prioritization in competition with all other manuscripts.

If you elect to resubmit, please provide a detailed list of all changes made to the manuscript, keyed to the reviewers' comments. In resubmitting please go to www. jaccsubmit. org. You may contact us by email at jaccsd@acc. org if you require assistance. Please state in your cover letter that this is a de novo submission AND INCLUDE THE ORIGINAL MANUSCRIPT NUMBER.

Thank you for your interest in the journal, and we look forward to reviewing other submissions from you in the future.

この返事は、少し曲者です。

Because of the extensive revisions required, your manuscript will be treated as a new submission, assigned a new manuscript number, とありますので、revise次第ということになります。アクセプト率=50%です。このような返事こそ、気を付けてreviewersに対応しなくてはいけません。

そこで下記のように対応します。先方からのコメントを記載して、その後に返事を書きます。(　　)内は私のコメントです。

- Responses to Reviewer #1

1) Reviewer's comment

This is a timely and interesting report that provides some new information into the relationship between the natriuretic peptides and adiponectin both in vitro and in vivo. Although new information is provided there are major inadequacies that include failure to acknowledge previous reports with regard to natriuretic peptide receptors in human adipocytes and an inadequate characterization of the relationship between plasma adiponectin and endogenous and exogenous ANP and BNP in humans with and without heart failure.

（Reviewer からのコメントをまず書きます。それぞれのコメントに対して答えていくようにします。）

【Response to Reviewer】

Thank you very much for the comprehensive review and favorable comments. According to your comments, we have made substantial changes to our previous manuscript as described below. Changes in the manuscript are noted by underlining in the present manuscript.

（最大限、感謝の意を表します。また、きっちりと対応しましたとの旨を記載します。）

2）Reviewer's comment

1）In vitro work fails to acknowledge two key previous studies. The first is the previous report by Sengenes et al. American Journal of Physiology (2002). This previous study reported the presence of NPR-A in human adipocytes. Thus, the data provided in the current study are confirmation of the previous report and should be cited. Secondly, Moral et al. Diabetologia (2007) reported that ANP had no effect on activating adiponectin in human adipocytes harvested from human volunteers. These conflicting data should also be discussed and cited.

（私が、忠告したように引用するべき論文を引用していなかったようですね。多分、この2つの論文の著者または共著者がこの査読者です。適切な論文を引用することの大事さがわかります。）

【Response to Reviewer】

Thank you for the kind suggestions.（まずお礼の言葉から始めます。）As the Reviewer pointed out,（常に下手に出ます。）there are previous reports on the relationship between ANP and adiponectin. Dr. Sengenes et al. previously demonstrated the presence of NPR-A using both radioligand binding assay. Consistent with these data, we reconfirmed the presence of NPR-A and NPR-C in human adipocytes by RT-PCR. We cited this important reference (Reference#23) and discussed these important issues in the present manuscript (Page 13, Para 2).

（査読者がreviseされた論文のどこを見ればよいのかを示してあげます。Reviewerの機嫌を損なうことが一番いけません。これらの重要な論文を引用したことを述べます。そしてさらに返事を続けます。）

On the other hand, Dr. Moro et al. showed that ANP did not affect the secretion of adiponectin in human abdominal adipose tissue from overweight women.（自分たちの結果とは違うデータがあることをreviewerが言ってきていますので、それに対して説明を試みます。）This result may contradict to ours, but we believe that it is not the case.（この言い回しは、とても便利です。「この結果は自分たちのものと矛盾するかもしれないが、実はそうではないと思います」と切り返しています。）Our data that recombinant ANP increased the plasma adiponectin levels was drawn from patients with heart failure, while Dr Moro's data were from cultured fat tissues of overweight women who underwent plastic surgery. Although they and we also used cultured adipocytes to check the effect of ANP on adiponectin production, the concentration of ANP they used (10-6 mol/L) was higher than that of ours.（Moro先生のデータとわれわれのデータの差異について述べます。できれば「両方の観察は正しく、条件の違いなんだ」と論じます。）Furthermore, they also suggested the potential stimulatory effect of ANP on adiponectin production, because they demonstrated that ANP increased adiponectin secretion from human adipose tissue in the presence of hormone-sensitive lipase inhibitor.（さらに別の角度から際の理由を論じます。）Although precise mechanisms are unknown, the human adipocytes can secret adiponectin when the certain stress was loaded. We cited this important reference (Reference #32) and discussed these matters in the present manuscript (Page 18, Para 2-Page 19, Para 1).（かならず査読者の質問に対してどのように対応をしたかを書きます。）

3）Reviewer's comment

2) The regulation of the adiponectin is complex and is clearly modulated by the presence or absence of comorbidities. What is lacking in the current study is a characterization of plasma adiponectin across a spectrum of human disease including those without cardiovascular disease or obesity. This Reviewer would recommend that plasma levels be reported in normal human subjects and those with stable and symptomatic heart failure with correlations to both ANP and BNP. Optimally the presence and absence of comorbidities such as obesity and/or insulin resistance would also provide new insights into the relationship between endogenous natriuretic peptides and adiponectin.（健常者でANPとアディポネクチンの関係がどうなっているのか聞いています。）

【Response to Reviewer】

Thank you for raising an important issue of the present study.（素晴らしいコメント、ありがとうとお礼から入ります。毎回お礼を言います）We have recently reported that the plasma adiponectin level was positively correlated with the plasma BNP levels in 1,538 apparently healthy subjects along with known predictors (Ohara T. et al, Hypertens. Res.,

31;825-831, 2008). These results suggest that an increase in natriuretic peptides augments the plasma adiponectin levels and exerts a cardioprotective effect even in clinical settings. We discussed these matters in the present manuscript (Page 19).（過去にそのような研究があるので、それを引用しました。）

4) Reviewer's comment

3) This Reviewer also recommends that the studies with ANP infusion be performed in normal human subjects. It would be important to know whether or not adiponectin can be regulated by exogenous natriuretic peptides under normal physiologic conditions.（reviewer は、心不全の方々の中の血中アディポネクチン値だけでなく、健常人でも測定しろ、と言っております。これは逃れることはできないと考え、追加研究をしました。投稿先が JACC でレベルの高い雑誌だったので、追加研究をすればアクセプトに近づくと考えたのです。）

As the Reviewer suggested, we are also interested in the effects of ANP on adiponectin production in normal human subjects. However, since recombinant ANP cannot be administrated into the healthy subjects because ethical committee in our institute did not allow us to do such a trial, it is not clear whether ANP augments the plasma adiponectin levels in healthy subjects in this study. Therefore, we performed additional experiments using normal healthy dogs.（相手の要求が厳しいときは要求をのまざるを得ません。This Reviewer also recommends that the studies with ANP infusion be performed in normal human subjects. とありますので、追加研究をせざるを得ませんでした。これが、may recommend とかになっていれば文言での対応で逃げられたのですが……。でも、健常人で ANP を投与することは今の臨床研究の仕組みの中では不可能です。そこで、イヌで検討しました。以下にその旨を記します）We intravenously administrated human recombinant ANP (0.025μg/kg/min) into anesthetized dogs (n=3) for 24 hours. The blood was sampled before and 12 hours and 24 hours after the start of the administration of ANP. The plasma adiponectin levels 12 hours after the administration (29.0±21.0μg/mL) are higher compared with those of before (22.5±13.1μg/mL) and 24 hours after the administration (25.3±19.9μg/mL). However, the differences did not reach the level of significance (p=0.10). Since we are afraid that these results may not strengthen our conclusions, we did not show these results in the present manuscript.（論文の体裁として美しくないので、論文の中にはこのデータを入れませんよ、とお伝えします。ただ、reviewersの意見はできる限り原稿の中で反映してあげることが、大切です）

We would like to thank the Reviewer again for their valuable comments on our manuscript.（最後に再度お礼を述べます。）

• Responses to Reviewer #2

4) Reviewer's comment

In the current study, Dr. Tsukamoto et al. demonstrated that both ANP and BNP at pathophysiological and pharmacological plasma concentrations dose-dependently enhanced the expression of adiponectin mRNA and its secretion by human adipocytes through a cGMP-dependent pathway and that the hANP infusion enhanced adiponectin production in patients with CHF. They concluded that these findings may help to shed more light on the pathophysiology of heart failure. This study is well conducted, and the findings were extremely interesting. The reviewer believes that this manuscript would be improved if the authors could answer several issues described below.（かなり好意的なので、追加実験はしなくてもdiscussionのみで切り抜けられると判断しています。）

【Response to Reviewer】

Thank you very much for the comprehensive review and favorable comments. According to your comments, we have made substantial changes to our previous manuscript as described below. Changes in the manuscript are noted by underlining in the revised manuscript.（型どおりのお礼です。）

【Major Comments】

2）Reviewer's comment

1. NPr-C is important for the signaling pathway of natriuretic peptides. The authors should show the figure of RT-PCR for NPr-C in addition to the GC-A receptor. Otherwise, the authors need to extensively discuss this issue because this issue is important to know the importance and mechanisms of the present results.（PCRのデータを出しなさいと言っています。これは簡単です。）

【Response to Reviewer】

Thank you for the precious comments. As the Reviewer suggested, we showed the results of RT-PCR for NPR-C in Figure 1A in the present manuscript and changed the section of Methods and Results in the present manuscript.（これも追加実験をせざるを得ませんので追加実験をしてその内容を本文中に記載しましたよ、とお伝えします。）

3）Reviewer's comment

2. The role of GC-A receptors is also important. The high expression of GC-A receptors explains the plausibility of the present results. How about the expression degree of GC-A receptors in human adipocytes when compared with the human hearts? Otherwise, the authors need

to extensively discuss this issue because this issue is important to know the importance and mechanisms of the present results.

【Response to Reviewer】

Thank you for the precious comments.（毎回お礼を言います。） As the Reviewer suggested,（よく使うフレーズです。）we are also interested in the expression degree of GC-A receptor in human adipocytes compared with hearts. RT-PCR analysis showed the much weaker expression levels of GC-A receptors in human adipocytes compared with those in human hearts. Furthermore, we performed quantitative real-time PCR analysis to check the expression degree of GC-A receptors in adipocytes to hearts and found that it was approximately 2 folds. However, unfortunately, we did not use the samples of adipocytes and heart from the same individual and we are afraid that this degree is not true of human universally. Therefore, we did not show the data of quantitative real-time PCR.（追加実験をしましたが、脂肪細胞の市販のものを使ったので、このデータは心不全状態を扱っている本研究のシナリオとは異なるため、論文に載せませんよ、と但し書きをしておきます。）

3. It would be better to show or at least discuss about the expression or phosphorylation of AMPK. This is because adiponectin increases AMPK phosphorylation.

（このように書いてくれているときは、データを追加実験で示してもよいですが、追加実験が難しかったり、また時間がかかったりするようなら、議論だけでも十分です。）

【Response to Reviewer】

Thank you for the precious comments. Adiponectin has been reported to improve glucose metabolism and insulin resistance (fatty acid oxidation) via the AMPK signaling pathway. Under normal conditions the adult heart predominantly utilizes fatty acids as its energy source. However, metabolic remodeling that leads to a marked shift in substrate preference from fatty acids towards glucose is observed in hypertrophic and failing hearts and the decline of fatty acid oxidation is not fully compensated by the increase of glucose oxidation. Thus, the failing heart suffers from chronic energy starvation. Insulin resistance is also common in patients with heart failure. It has been reported that exposure to adiponectin enhances the uptake of glucose and fatty acids by cultured cardiomyocytes, and also induces phosphorylation of AMPK, which may have an important role in the regulation of cardiac metabolism and function. Therefore, the administration of recombinant natriuretic peptides may have beneficial effects on cardiac energy metabolism in patients with CHF that are mediated via adiponectin. The precise mechanism involved remains uncertain, but natriuretic peptides may directly promote the increased production of adiponectin by adipocytes. We discussed these matters in the present manuscript (Page 19, Para 2－Page 20, Para 1).

（ここはお言葉に甘えて、discussion だけで済ますことにしました。Reviewer のコメントのつけ方に対し対応を変えます。）

【Minor Comment】

Although the written English is not bad, there are several errors in the present study. The authors need to carefully read the manuscript again.

（このようなコメントはあってはいけないことで反省です）

次のようにリバイスしたところ、この論文は無事アクセプトされました。

下記は、先方からのメールです。

"Natriuretic Peptides Enhance the Production of Adiponectin in Human Adipocytes and in Patients with Chronic Heart Failure"

Dear Dr. Kitakaze :

On behalf of the American College of Cardiology, we are pleased to accept your above referenced manuscript for publication. We have scheduled it for the next available issue, pending receipt of your signed transfer of copyright form which you can access via this link. Thank you for your great contribution of this prestigious work to JACC.

この言葉はいつ見てもうれしいものです。

ここでの教訓は、**査読者の意見については、すべて対応しなくてはいけませんし、また、過不足なく対応しなくてはいけません。**もし、対応ができないようなら、なぜ対応できないか、そのために次善の策としてどのようなことをしたのかを述べなくてはいけません。

3. Editorへの対応

実は、**最終的に論文の採否を決めるのは、Editorであることを忘れてはいけません**。Editorは、だれであるかということがわかっていますので、もし、あなたの論文がリジェクトされて、それに対して不服があれば、その方あてに反論の手紙を書くことができます。

私たちは、『Circulation』という循環器系では最高のインパクトスコアーを有する雑誌にチャレンジしていました。査読者が3人いて、3人ともなかなか辛口のコメントでした。私は、精いっぱいリバイスしました。3人のうち1人はそれでOKとなり、あと2人に対してまた精いっぱいリバイスしました。最初のアクセプト確率は30%ぐらいでしたが、R1（第1回目のリバイス）では、その確率は70%まで上昇しました。多分、このR2でアクセプトされるだろうと期待していました。返事がきました。リジェクトです。理由は、やはりこの研究の重要性が見いだせないとのことでした。研究の内容は、アデノシン受容体遮断薬であるテオフィリンが、虚血性心疾患患者の運動耐容能を伸ばすとの臨床での報告に対して、基礎研究的な観点からは、テオフィリンが心筋虚血を増悪するはずだとの考えから、その矛盾を基礎研究で明らかにしようとしたわけです。テオフィリンは、臨床でとてもよくつかわれる薬剤なので臨床的なインパクトが大きいと考え『Circulation』に投稿したわけです。実は、テオフィリンのアデノシン遮断作用は弱く、それに加えてテオフィリンはcyclic AMPを増加する効果・α交感神経を活性化する作用を有しており、これらの効果がアデノシン遮断効果を上回ったため、臨床では、アデノシン遮断効果のあるテオフィリンに虚血心筋保護効果があることが証明されたのでした。

ここに来てのリジェクトは、心が折れます。そこで、意を決して、Editorに反論の手紙を書くことにしました。1日かけて手紙A4用紙に3枚、われわれの研究が臨床的にも基礎研究的にもどのように大事かを綿々とつづりました。

でも、手紙を書いて30日たちましたが、何の音沙汰もありません。そこで、あきらめて別の雑誌に再投稿しました。その再投稿して1週間目に『Circulation』から返事がきました。何と4人目の査読者にその論文を回したそうです。その査読者も、まずまずの意見だったので、この論文をアクセプトするとの大変うれしい知らせでした。このような反論の手紙を“rebuttal letter”と言います。

それ以降、この“rebuttal letter”に味を占めて何回か反論しましたが、それがうまくいく確率は、あまり高くありませんでした。後日、そのEditorが日本の学会に来られたので、大阪までお越しいただき、ご講演をいただきました。そのあとの食事会で、深く御礼を申し上げたのは、言うまでもありません。

教訓は、“Never give up！”です。

ラクラクAcceptの秘訣 14
ReviseはReviewersとの戦い
—でも Reviewers にはいつも下手に出ること！

Ⅷ章

論文がアクセプトされるための英文表現

ここでは、私がよく使う英語表現、また、私が英文を書くときに特に気を付けている点について述べてみたいと思います。これだけの言葉や規則を知っていれば、中学卒業レベルの英語力と辞書があれば英語論文は必ず書けます。

1. 主語・名詞の使い方

アブストラクトから論文を書くことをお伝えしましたが、それに沿ってチェックポイントを確認していきましょう。

1)「本研究の目的は……です」/ aim, goal, objective, seek

まず、"研究の目的" にあなたの行った研究の目的を書かなくてはいけません。どう書きますか？

The goal of the present study was to show the tight relationship between the indoxyl sulfate levels and the severity of heart failure.

本研究のゴールは、インドキシル硫酸レベルと心不全の重症度の強い因果関係を示すことでした。

上記の文章ををまず、覚えてください。goal の代わりに aim とか objective でもよいです。また、この場合の aim は名詞ですが、これを動詞のように使うこともできます。**この文章が過去形であることにも注意**してください。

We aimed to show the tight relationship between the indoxyl sulfate levels and the severity of heart failure. もよいですね。

われわれは、インドキシル硫酸値と心不全重症度の強い関係を示すことを目的としました。

少しニュアンスが変わりますが aim のかわりに seek をもちいるこ用いることもあります。

We sought to determine the tight relationship between the indoxyl sulfate levels and the severity of heart failure.

われわれは、インドキシル硫酸値と心不全の重症度の強い関係を探索した。

seek を用いると上のようになります。seek は「探す」ということですから、「インドキシール硫酸濃度と心不全の重症度関連を決定することに取り組んだ」となります。日本語にすると少しおかしいですが、英語としては至極普通によく使われることです。

The goal of the present study was to show the tight relationship between the indoxyl sulfate levels and the severity of heart failure.

という文章の後に、

"To reach this goal, we compared the levels of indoxyl sulfate and the severity of heart failure."

このゴールに到達するために、われわれはインドキシル硫酸値と心不全の重症度を比較した。

と続けますが、これを一緒にすると、

To seek the usefulness of the indoxyl sulfate levels in patients with heart failure, we assessed the severity of heart failure along with the measurement of plasma indoxyl sulfate levels.
心不全症例におけるインドキシル硫酸値の有用性を探索するため、われわれは血漿中インドキシル硫酸値の測定とともに心不全重症度を評価した。

や、下記のようになります。

To seek the biomarker to predict the severity of heart failure, we measured the indoxyl sulfate levels in patients with heart failure.
心不全の重症度を予測するバイオマーカーを探索するために、われわれは心不全症例のインドキシル硫酸値を測定した。

どの導入を用いるかは字数との関係もありますが、ここはまず、研究の目的を述べる時には aim, goal, objective などを用いることを覚えてください。

2）単数形、複数形、冠詞のa（an）, the について

たぶん英語論文の書きはじめのころは、単数形、複数形、冠詞の問題が大きくのしかかります。これは、英語・米語を母国語にしている方でも意見が異なります。でも、なんでもよいかというと、彼らの中で「その使い方はだめだろう」という一定のルールのようなものがあります。私も完全に理解できているわけではないのですが、少なくとも英語・米語を母国語にしている方にとって違和感のない使い方はわかってきたように思います。

原則1

不定冠詞は、不可算名詞にはつけない。不可算名詞とは、life や death など物事の属性を表す言葉、Japanese などの言語、cardiology などの学問分野などです。可算名詞か不可算名詞かは、辞典でわかります。今ではネットで一発です。

名詞によっては可算名詞でも不可算名詞でもありうるものがありますが、意味が変わりますので注意が必要です。Time は時間ですが、times は　時代という意味です。

原則2

定冠詞 the は、

① **再度出てきたものについて限定する機能**

I have a book. The book is written in English. の the です。

② **唯一無二のものに使用**

All of the world, the heart などですね。

③ **前後関係からある程度特定されるthe**

Coronary flow is maintained constant by many neurohumoral factors such as adenosine and catecholamine. The coronary response is called as autoregulation.

冠血流はアデノシンやカテコラミンなど多くの神経体液因子で制御されています。その冠循環反応を自己調節能と言います。

前の現象を受けて The coronary response とします。

④ **比較級、最上級につけるthe**

The best scenario, the better understanding など修飾語に強い特定の意味があるもの

⑤ **後方照応的なthe**

名詞を特定化する修飾語、修飾句などが後に続くことを先触れする the

The relaxation property is hard to understand. などです。

⑥ **一般的限定をする機能**

The cat, the dog など。日本人が頭を悩ますところです。

どうすればよいのか難しいですね。

私は、可算名詞なら必ず複数形にします。その場合は当然、a や an などの不定冠詞は不要です。そのときに The をつけるかどうかは迷います。前述した規則に従います。

We tested the effects of adenosine.

We tested effects of adenosine.

上記２つのどちらを取るかですが、もし、その効果がかなり特殊なものなら、the をつけます。アデノシンの効果というのは特殊ですから、the effects of adenosine のほうを取ります。もしこれが一般的なら、たとえば We tested effects of breakfast on plasma glucose levels なら the は入れません。もちろん入れても問題ありません。また、We tested an effect of adenosine でも間違いではありませんが、adenosine のある一般的な効果というイメージになります。

可算名詞なら複数形にして the をつけておけば間違いにはなりません。ただ、すべてに the を入れていくと、the ばかりになりますね。

The response of the coronary smooth muscles to the exposures to acetylcholine is regulated by the neurohumoral factors.

は、

The responses of coronary smooth muscle to exposures to acetylcholine is regulated by neurohumoral factors.

としておけば間違いはないです。

3）主語と動詞の一致

日本語で書いたときに「心不全患者さんでは、心不全が進展するにつれて血中のカテコラミンが上昇することをわれわれは明らかにしました」という内容

をそのまま英語にすると、

“In patients with heart failure, we revealed that catecholamine in the blood increased as heart failure progressed.”

と書いてしまいがちです。でも、大きな間違いが2つあります。まず、increaseとすると主語はスピードとか量とか測定できるものでないといけません。Catecholamineは、物質であり量を示しません。ということで日本語でも厳密には、「カテコラミンが上昇する」のではなく「カテコラミンの量が上昇する」ので、……the amount of catecholamine in the blood increases……としなくてはいけません。もう一つは、heart failure progressedです。進展する、増悪するのは心不全ではなく心不全の病態のはずです。とすると……the pathophysiology of heart failure progressed……とか……the severity of heart failure increased……としなくてはいけません。日本語を英語にそのまま訳せない典型的な例です。

“In the patients with heart failure, we revealed that the amount of catecholamine in the blood increased as the severity of heart failure increased.”

が正解です。日本語はかなり省略されているということがわかります。

4) This

よく学会発表でThis slide shows that vortex can be produced in this point via the fluid dynamic theory. というフレーズを耳にします。このThis slideはよくありません。みんなはスライドを見ているのでスライドであることは明白なのですから、This shows that……でよいということです。それと同じで、This idea shows that と言うより、前の文章からの接続が明らかならThis shows that……と言えばよいのです。ここではなるべく不要な冗長な言い回しは避けるということです。

5) It

Itもよく使います。英語の特徴ですよね。

「アデノシンが虚血プレコンディショニングを誘導すると言われています。」という文章は、以下のようにします。

It is reported that adenosine mediates ischemic preconditioning.

英語は一般的に主語にItを使います。もちろん、

That adenosine mediates ischemic preconditioning is reported.

でも意味が通るのですが、**英語は主語を軽くする必要がある**ので、まず、Itと受けて後からそれを説明するthat以下を続けるというのは定石ですよね。でも、It is reported that……は大変よく使うので覚えておいたほうがよいと思います。

もちろん自分たちがその報告をしていたのなら、主語はWeにして、

We report that adenosine mediates ischemic preconditioning.

としなくてはいけません。

It is conceivable that ……（……と考えられる）

It is suggested that ……（……と示唆される）

It is thought that ……（……と考えられる）

などと使います。ここからの変化形として

Adenosine is reported to mediate ischemic preconditioning.

とすると少しスマートです。

6) Evidence

「アデノシンが冠循環に関与しているという6つの証拠がある」という文章、よく使います。We showed 6 evidences for the involvements of adenosine in coronary circulation. と書くとだめです。Evidenceには、複数形はありません。どういうのがよいかと言うと 6 lines of evidence と言います。

7）筋書き／scenario

「本研究は、BNP が冠血管異常の予知には関係しないという話とはことなります」などという言葉もよく使います。Story では少し軽いし、どう言うか？

The present finding is distinct to the scenario such that plasma BNP levels have not been considered to predict coronary vascular abnormalities.

筋書きは、scenario がいいです。ちなみに、「異なります」は、「is different from」でもよいです。

2. 動詞の使い方

1）現在形、現在完了形、過去形

動詞の使い方で日本人が慣れていないのが現在完了形だろうと思います。ある意味、現在形、過去形は日本語と同じですので、

「最近心血管疾患の治療について幾分かの進歩はありましたが、心不全は入院率・死亡率の増加の主だった原因なのです」というような意味のことを英文で書こうとすると、

“There were several advances in the treatment of cardiovascular disorders, however, heart failure remains a major cause of increased morbidity and mortality”

としてしまいがちですが、これは現在完了形を用いなくてはいけません。過去形だと「昔は several advances in the treatment of cardiovascular disorders があったが、現在は心不全が入院や死亡の大きな原因となつています」となり過去と現在がつながりません。「several advances が現在まで継続しているにもかかわらず、心不全で亡くなる方や入院される方が現在も多いです」と言いたいわけですから、現在完了形または現在完了進行形でないといけません。

つまり、下記のようにしたいところです。

Recently, there have been several advances in the treatment of cardiovascular disorders, however, heart failure remains a major cause of increased morbidity and mortality.

2）時制の一致

Ⓐ Ⓑ、どちらが正しいでしょうか？

ⒶWe showed that adenosine was produced via ecto-5'-nucleotidase activation caused by the activation of protein kinase C

ⒷWe showed that adenosine is produced via ecto-5'-nucleotidase activation caused by the activation of protein kinase C

通常は、時制の一致のためⒶが正しいです。ただ、次のような文章は、現在形で受けます。

E. O. Feigl showed that alpha-adrenoceptor activation improves the endocardial/epicardial flow ratio in the canine hearts

これは、**真理や事実の場合は時制の一致を受けないという**原則があるからです。ですからもし皆さんが自分の結論に確信があるなら現在形で受けてもよいですが、一般的にはそうしないほうが身のためです。とすると以下の文章もありになります。つまり仮説の中身は真実とその時は思っているので現在形で受け、自分の見つけた結果は過去形で受けるのです。

We tested the hypothesis that pioglitazone prevents the occurrence of cardiovascular events, such as secondary prevention in patients with mild diabetes mellitus with previous myocardial infarction, and observed that pioglitazone did not decrease the incidence of the primary endpoint of cardiovascular composite events.

3）なるべく受け身は使わない

It is considered that adenosine mediates potent cardioprotection.

というような文章をよく見かけます。It で受けたほうが、客観性があり科学的だと考えられていた時代もありましたが、今はそのようなまどろっこしい表現や、誰がそれを行ったのかその主体がわからない文章よりも、

We considered that adenosine mediates potent cardioprotection.
というような表現のほうが好まれます。

ここから各論に入ります。

4）この研究は……のためになされました。

これは、どう言いますか？　これは言い方が決まっています。

This study was undertaken to test the hypothesis that azilsartan, but not candesartan, improves left ventricular (LV) diastolic dysfunction in patients with hypertension and HFpEF.

ついでですが、We tested the hypothesis that ……. という使い方も常套句です。

5）もたらした。

「この治療方法は、心不全の方々に対して画期的な効果をもたらした」
という表現はよく使います。でも、もたらしたというのはどう言うのでしょうか？　Ⓐは意味は通じますが、give はどうしても与えるという感じが強く

て、そぐわないですよね。その時は、Ⓑのようにするのがよいです。give より provide を用います。

Ⓐ This treatment has given an extraordinary beneficial effect to the patients with heart failure.

Ⓑ This treatment has provided an extraordinary beneficial effect to the patients with heart failure.

私の実際の論文にも、下記のように使っています。

Thus, pioglitazone did not provide any substantial and significant benefits for cardiovascular clinical outcomes in patients with both previous MI and mild DM.

それ以外によく使う言葉は、afford です。次のように使います。

We found that adenosine affords the cardioprotection of ischemic preconditioning

We showed the cellular mechanisms of cardioprotection afforded by ischemic preconditioning.

6) Aという現象はBが原因であると考えられる。

科学論文ではよく使うフレーズです。Ⓐがダイレクトな言い方です。もしくは能動態を使うのなら、Ⓑのようにとなります。データがあまりにもクリアーであれば、こう書けるのですが、データが状況証拠のようなときには、少しトーンダウンしたい、そのときに使う言葉がⒸの "due to……/be attributable to……" などです。

Ⓐ The endothelial reaction is caused by nitric oxide.

Ⓑ Nitric oxide causes the endothelial reaction.

Ⓒ The endothelial reaction is attributable to nitric oxide.

また、Resultsのところで、生じている現象を重視して記載するときはinduceを使います。induceは「引き起こす」という意味ですから、Ⓐまたは、Ⓑと使います。もし、データに少し自信がないようなら、Ⓒのようにします。

Ⓐ The endothelial reaction is induced by nitric oxide.

Ⓑ Nitric oxide induces the endothelial reaction.

Ⓒ Nitric oxide contributes to the induction of the endothelial reaction.

7）示す

• show

動詞でよく使う言葉は、「われわれは……であることを明らかにしました」「われわれは……であることを示しました」という言葉です。

よく使う言葉は、showです。

We showed that nitric oxide contributes to coronary vasodilation.

• reveal, elucidate, clarify

同じような言葉にreveal, elucidate, clarifyがあります。どれでも大きな差はないのですが、showは、結果の淡々と述べるときに使うのに対して、reveal, elucidateは少し大事なことを正しく明らかにしたイメージがあります。

Each finding was verified by independently drawn Kaplan-Meier curves, revealing the unexpected role of plasma BNP levels in the progression of coronary stenosis determined as the necessity of PCI and CABG for stable angina.

showは示しただけでその真偽は問わない感じがあること、clarifyはかなり大事なことを正しく明らかにしたイメージがあります。

8）意味する（indicate, inean, explain）

これは「Aという内容はBを意味するのですよ」と言うときに使う言葉で、よく使うのはindicateという言葉です。

- **indicate**

This observation indicates that nitric oxide mediates coronary vasodilation.

- **mean,explain**

同じような言葉にmean, explainがあります。explainは中身を説明するときに使いますから、Ⓐとか、Ⓑなど、nitric oxide mediates coronary vasodilationの中身を説明するときに使います。

Ⓐ This explains how nitric oxide mediates coronary vasodilation.

Ⓑ This explains the mechanism by which nitric oxide mediates coronary vasodilation.

9）思う、考えられる（be considered, believe）

日本語では、「この結果より、私はアデノシンが冠血流量調節に大切だと思います」と言いますが、あまり、thinkは使いません。Ⓐとか、Ⓑのほうがよいですね。

Ⓐ Adenosine is considered as an important coronary regulator as is shown in the present results.

Ⓑ We believe that adenosine is an important coronary regulator as is shown in the present results.

10）強調する（emphasize, highlight）

emphasizeも使いますが、highlightもよく使います。

We highlight the finding that plasma BNP levels strongly and exclusively predicted the requirement of coronary intervention for effort angina and non-fatal MI.

11）if follows that……（……ということになります）

If follows that adenosine is very caedioprotective.

つまり、アデノシンが大変心筋保護的であるということになります。

3. 形容詞・副詞の使い方

1）興味深い（interesting）

よく使う言葉は、interestingです。下記のように使います。これは、IntroductionやDiscussionで話を導入するときに用いる言葉です。次のように話をまとめるときにも用います。

It is interesting to investigate the discrepancy between the results from Miura et al. and the present results.

Although it is interesting to investigate the discrepancy between the results from Miura et al. and the present results, the cellular mechanisms to explain this difference are not clarified at present and should be investigated by the future study.

なお、interestingの代わりにintriguingもよく使う言葉です。intrigue は他動詞で興味をそそらせるという意味で、intriguingはそれの形容詞系ですので、より強く興味があるという意味ですね。

2）実り多い（the fruitful result）

「彼らの実験は、アデノシンが虚血プレコンディショニングをもたらすという大変実り多い結果をもたらしました」と言うときの「実り多い」という言葉はどう表現しますか？

Their experiments provided the fruitful results that adenosine mediates ischemic preconditioning.

使いやすい言葉ですが、あまり論文中に多くは見ません。私が留学中の時のアメリカ人のボスが使われていた言葉なので、皆さん方も使われて間違いはありません。

3）正確な（acurate, precise）

正確なという英語は　accurateとpreciseがあります。どちらも同じように思いますが、本当の意味は違います。たとえば、今ある棒の真の値が100cmだとして、その棒の長さを5回測定します。

accurateは、95, 102, 112, 90, 101 です。平均値はちょうど100となりますが、**ばらつきが多い**のですが、真の値を言い当てています。

preciseは、95, 94, 97, 95, 94 です。平均値は95で真の値と外れていますが、**ばらつきが少ない**です。

この意味合いを考えて使い分けてください。多くの場合は、precise mechanisms と使うことが多いです。これは、accurateというと少し傲慢に聞こえること、precise というと自分の実験系の精確性（正確性ではないです）を保証しているからです。

4）貴重な (precious)

貴重なデータ　などと言いたいときにどう言うのがよいのでしょうか？

Valuable とは、自分のデータに対してなかなか言いません。自分のデータに value があるかどうかそれは査読者や読者が決めることだからです。あくまでも、謙虚にいかなくてはいけません。precious を用いることが多いですね。

5）以前の (previous, earlier)

以前のデータと言うときに、どう言うのがよいのでしょうか？　よく使うのは previous data というように previous ですね。でも、earlier という言葉もあります。earlier data と previous data と何が違うのでしょうか？

previous data は、基本的に自分もしくは自分の関係したものに使いますが、earlier data は主に他の施設から出てきたデータ、もしくは一般的な仕事から出てきたものに使います。

6）難しい (puzzling)

「もう一つの難しい問題は、利尿薬の使用が心筋梗塞による入院を予知するということです。」 もちろん、difficult でもよいですが、難しいというのは、自分の頭を悩ませるということですから。

Another puzzling issue is that the use of diuretics predicted hospitalization due to myocardial infarction.

4. 前置詞の使い方

1) ～によって / using

よく「○○の方法を用いて解析した」というときに using by ○○とします が、using だけで十分です。

Using the limitless-arity multiple testing procedure, an artificial intelligence（AI）-based data mining method, we analyzed 385, 391 combinations of fewer than four clinical parameters.

2) on, in, for

Effects of Rho-kinase activation on vasoconstriction
Roles of Rho-kinase activation in vasoconstriction
Roles of Rho-kinase activation for vasoconstriction

上記のように使い分けます。in と for は in が vasoconstrition という全体像の中で Rho-kinase activation の占める位置を示しますし、for は Rho-kinase activation が vasoconstriction に対してどのような働きをしているかというニュアンスの違いがあります。

3) among とbetween

「A と B の間に差がある」というときに 2 つの比較なら between, 3 つ以上の比較なら among を使います。

4) compare A with B とcompare A to B

昔、文法で前者は「A と B を比較する」と習い、「後者は A を B に例える」、と学びました。でも、最近の口語や論文の文章でさえも、We compared the effects of adenosine to that of nitric oxide. というような文章が使われています。でも、われわれはやはり原則に従って、We compared the effects of adenosine with that of nitric oxide. としてください。たまに文法に詳しい査読者が訂正してくることがあります。

5. 接続詞の使い方─文のつなぎ方

文章のつなぎは、接続詞を用います。When, If, Because, Although などです。でも**本当は接続詞を用いないで文章の意味だけで文意をつなげていったほうがよい**のです。日本語でも、そして、だから、ところがなど使わないほうがよいのは小説を書く時の常道です。

「私が仕事場に行きました。すると、頭から血を流した急患の患者さんが待ち受けていました。そこで私は、『どうしたの』と聞きました。」

という文章よりも、

「私は、平凡な日常である仕事場に出かけると、非日常的な光景を目にしました。頭から血を流した方が病院の玄関で倒れていたのです。思わず、『どうしたんだ』と私は駆け寄りました。」

と接続詞を用いないで文意でつないでいくのがよいのです。

でも、それが難しいときは、接続詞を用います。その際の注意を少し述べてみます。

1) 関係代名詞を使いこなす

関係代名詞は大変便利なものです。たとえば、

「カンデサルタンではなく、アジルサルタンが左室拡張機能障害を改善します。それが一体どのようなメカニズムによるのか、という疑問が湧いてきます。」

とは、どのように言えばよいのか？

「カンデサルタンではなくアジルサルタンが左室拡張機能障害を改善する」は、

“Azilsartan, but not candesartan improves left ventricular diastolic dysfunction.”
と言いますが、「というメカニズム」という表現は関係代名詞 by which または関係副詞 how を使います。「というメカニズムがどのようなものである可能性があるのか」も難しいです。これは、“what is the likely mechanism” と表現しこの the likely mechanism に by which で結びます。

The question arises as to what is the likely mechanism by which (how) azilsartan, but not candesartan improves left ventricular diastolic dysfunction.

これは、関係代名詞を使わないと表現が大変難しいです。このような言い回しを覚えておかれると大変便利です。
あと、関係代名詞は名詞につけてその説明によく使います。

We measured the levels of adenosine that mediates coronary vasodilation.

日本語では「冠血管拡張をもたらすアデノシンレベルを測定しました。」となります。これは関係代名詞でもよいですし、簡単には、現在分詞を用いて、次のようにしてもよいです。

We measured the levels of adenosine mediating coronary vasodilation.

この、現在分詞を使う説明の仕方は便利で、下記のように使います。

We identified 380 combinations predicting the occurrence of all-cause hospitalization.

2）理由を言う（since, because）

「○○なので、この仕事を始めました」と言うときによく使う言葉が、Sinceです。もともと、Sinceは「……から」という時間的な順序を表します。

Since I graduated medical school, I have been investigating cardiovascular medicine to help patients.

という感じで使いますが、英語論文では、以下のように「○○だから……」の意味で、Sinceを用います。

Since cardiovascular disease is one of the most deleterious disease worldwide, the study was undertaken to investigate the cellular mechanisms

本当はbecause が正しい言い方で、もちろん論文の中に使うのは問題ありませんが、たぶん、because が少し理屈っぽく聞こえるのでsince を使う傾向何あるのだろうと思います。厳密にはsinceはその言葉を受け取る方が既知のことを理由にするとき、becauseはその言葉を受け取る方が未知のことを理由にするときに使います。sinceのかわりにasを使うこともあります。

• すでにわかっているとき

Since cardiovascular disease is one of the most deleterious disease worldwide, the study was undertaken to investigate the cellular mechanisms

• まだわかっていないとき

Because Takotsubo cardiomyopathy is a popular cardiovascular disease in Japan, the study was undertaken to investigate the cellular mechanisms of Takotsubo cardiomyopathy.

3）分詞構文を用いる

これも大変よく使います。分詞構文なんて高校で習って以来なので忘れかけているかと思いますが、indicating that …は分詞構文で前の名詞または文章そのものを受けます。

HFpEF may be caused by both myocardial and vascular abnormalities, indicating that the correction of both abnormalities may specifically improve the severity of diastolic dysfunction.

4）whereas, whileの使い分け

whereasとwhileは同じように用いられますが、whereasは「……であるのに」とか「……に反して」と使い、whileは「……する間」という意味です。ですから、whereasをwhileのように使うのはよくありません。

High plasma BNP levels predicted the occurrence of coronary stenosis, recurrent MI and worsening of HF, whereas diuretic use did not predict the progression of coronary stenosis but non-fatal MI and worsening of HF.

While adenosine mediates vasodilation, norepinephrine induced vacoconstricution in the ischemic hearts.

5）and, or

「AとB」と言うときは、both A and Bと言うのは常識ですが、「A, BとCが……」と言うときは、A, B, and C are related to this phenomenon. となります。

これと同じように、「AかB」と言うときは, either A or Bとなりますが、「AかBかCが」と言うときは、A, B or Cとなります。

では、AもBもこの現象に関係ないと言うときはどうよいますか？　よく、

Both A and B did not affect this phenomenon. と言いがちですが、これでは部分否定で「A と B が両方ともこの現象に関係ないというわけではない」となります。つまり、「A か B のどちらかは、この現象がない」ということになります。Either A or B did not affect this phenomenon と言うか、Neither A nor B affected this phenomenon となります。学生時代の文法のようですが、よく使う言葉で意味を間違って伝えてしまうので要注意です。

6）締めの言葉

いろいろと意見を並べてきて総括するときによく使う言葉が、Taken together. です。A という事実、B という事実、C という事実から「これらを総括すると」という感じでよく使います。

また、A という可能性、B という可能性、C という可能性があるが結論がつかないのですが、議論を進めたいときに、次のように使います。

Whatever the mechanisms are, we suggest that adenosine mediates potent cardioprotection.

メカニズムがどうであれ、アデノシンは強い心筋保護効果をもたらすのです。

ラクラクAcceptの秘訣 15
英語は文法に忠実にあること
―奇をてらった英語は使わない！　正確な英語を使うこと！

Ⅸ章

まとめ

素晴らしい基礎研究・臨床研究をして、それを英語論文にするということはとても面白いことです。皆さん方、きっとやみつきになります。そのなかでも、研究していてとくにうれしい瞬間を上げてみます。このうちのどれかひとつでもぜひ皆さん体験してください。

① 世界中で私しか知らない事実があるという時間があること。
② 実験のデータを取りまとめた時に、まさしく思いどおりのデータになっている時。なっていない時は、さらにうれしい瞬間です。
③ データを取りまとめて、論文を書きはじめて苦労してそれを書き終えた時。達成感があります。
④ 論文を投稿した時の達成感、それは清々しいものがあります。
⑤ 論文を投稿して投稿先から返事が返ってきたとき。メールで返事が来るのですが、そのメールを開けるときのドキドキ感、これは、病みつきです。
⑥ 投稿論文に対する意見に対して対応をしているとき。いかに相手を言いくるめようとするか、いかに相手に迎合するか、そのアンビバレンツな気持ちが楽しいです。戦略ですよね。勝つとうれしいし、負けたら悔しくて、次また頑張ります。
⑦ 投稿論文がアクセプトされたとき。研究のクライマックスですかね。数日間は、幸福感に浸れます。
⑧ 論文が形になって雑誌に出てきたとき。昔は何冊もその雑誌を購入しました。でも、アクセプトされた時の幸福感は、その時までにはどこかに消え去り、次の幸福感を求めて、研究再開です。

⑨ その分野で自分のデータがでそろい、自分の世界を作ることができた時。多分、一国一城の主になった気分になれます。

⑩ 研究成果で海外の学会から招請講演を依頼されたとき。世界の覇者になった気分になれます。

とにかくこれだけの論文を書くメリットがあります。

ぜひ、よい論文を書いて確実に一流誌にアクセプトしていただいてください。

ラクラクAcceptの秘訣 16

Thinking in Englishで英語論文を

—いつも英語文化圏で考える習慣を！

補足：文献の書き方

文献表記は、投稿する雑誌や各領域によって決まったものがあります。投稿先を変更する場合など、その都度書き替える必要があります。

文中の指示も、片かっこの上付き文字（……[1)]）や、本文の書体で文中に入れる場合（……（1）など）もあります。

表記の順番も、掲出順やABC順など、異なります。

かならず、投稿する雑誌の記入方法を確認してください。

また、Wordには文献をおもな表記方法に基づいて変換するEnd Noteなどの機能を付けることができます。時間をかけず、誤りなく変換できますので活用してください。

※本誌の文献表記は、JAMAに準拠しています。

参考文献

1) Nakajima Y, Ito S, Asakura M, Min KD, Fu HY, Imazu M, Hitsumoto T, Takahama H, Shindo K, Fukuda H, Yamazaki S, Asanuma H and Kitakaze M. A dipeptidyl peptidase-IV inhibitor improves diastolic dysfunction in Dahl salt-sensitive rats. Journal of molecular and cellular cardiology. 2019 ; 129 : 257-265.

2) Kitakaze M, Asakura M, Sakata Y, Asanuma H, Sanada S, Kuzuya T, Miyazaki J, Takashima S and Hori M. cDNA array hybridization reveals cardiac gene expression in acute ischemic murine hearts. Cardiovascular drugs and therapy. 2001 ; 15 : 125-30.

3) Asakura M, Takashima S, Asano Y, Honma T, Asanuma H, Sanada S, Shintani Y, Liao Y, Kim J, Ogita H, Node K, Minamino T, Yorikane R, Agai A, Kitamura S, Tomoike H, Hori M and Kitakaze M. Canine DNA array as a potential tool for combining physiology and molecular biology. Circulation journal : official journal of the Japanese Circulation Society. 2003 ; 67 : 788-92.

4) Seguchi O, Takashima S, Yamazaki S, Asakura M, Asano Y, Shintani Y, Wakeno M, Minamino T, Kondo H, Furukawa H, Nakamaru K, Naito A, Takahashi T, Ohtsuka T, Kawakami K, Isomura T, Kitamura S, Tomoike H, Mochizuki N and Kitakaze M. A cardiac myosin light chain kinase regulates sarcomere assembly in the vertebrate heart. The Journal of clinical investigation. 2007 ; 117 : 2812-24.

5) Kitakaze M, Funaya H, Minamino T, Node K, Sato H, Ueda Y, Okuyama Y, Kuzuya T, Hori M and Yoshida K. Role of protein kinase C-alpha in activation of ecto-5'-nucleotidase in the preconditioned canine myocardium. Biochemical and biophysical research communications. 1997 ; 239 : 171-5.

6) Node K, Kitakaze M, Minamino T, Tada M, Inoue M, Hori M and Kamada T. Activation of ecto-5'-nucleotidase by protein kinase C and its role in ischaemic tolerance in the canine heart. British journal of pharmacology. 1997 ; 120 : 273-81.

7) Kitakaze M, Hori M, Takashima S, Sato H, Inoue M and Kamada T. Ischemic preconditioning increases adenosine release and 5'-nucleotidase activity during myocardial ischemia and reperfusion in dogs. Implications for myocardial salvage. Circulation. 1993 ; 87 : 208-15.

8) Minamino T, Kitakaze M, Morioka T, Node K, Komamura K, Takeda H, Inoue M, Hori M and Kamada T. Cardioprotection due to preconditioning correlates with increased ecto-5'-nucleotidase activity. The American journal of physiology. 1996 ; 270 : H238-44.

9) Asakura M, Kim J, Asanuma H, Hamasaki T, Tsukahara K, Higashino Y, Ishikawa T, Nakama Y, Koba S, Maruyama Y, Tsujimoto M, Himeno H, Ohkusa

T, Fujino S, Shimizu M, Endo T, Yoda S, Muroya T, Murohara T, Ohte N, Suzuki H, Kohno T, Fukui K, Shiono T, Takase H, Uzui H, Nagai Y, Hashimoto Y, Ikeda S, Mizuno S, Tamita K, Fujita M, Satake K, Kinoshita Y, Nunohiro T, Sakagami S, Higaki J, Morii I, Sawada R, Hiasa Y, Shigemasa T, Nakahama M, Sata M, Doi O, Ueda T, Yamada T, Yamanouchi T, Yamaguchi H, Morita Y, Hayashi H and Kitakaze M. Does Treatment of Impaired Glucose Tolerance Improve Cardiovascular Outcomes in Patients with Previous Myocardial Infarction? Cardiovascular drugs and therapy. 2017 ; 31 : 401-411.

10) Sakamoto M, Fukuda H, Kim J, Ide T, Kinugawa S, Fukushima A, Tsutsui H, Ishii A, Ito S, Asanuma H, Asakura M, Washio T and Kitakaze M. The impact of creating mathematical formula to predict cardiovascular events in patients with heart failure. Scientific reports. 2018 ; 8 : 3986.

11) Sasaki H, Asanuma H, Fujita M, Takahama H, Wakeno M, Ito S, Ogai A, Asakura M, Kim J, Minamino T, Takashima S, Sanada S, Sugimachi M, Komamura K, Mochizuki N and Kitakaze M. Metformin prevents progression of heart failure in dogs : role of AMP-activated protein kinase. Circulation. 2009 ; 119 : 2568-77.

12) Kitakaze M, Asakura M, Kim J, Shintani Y, Asanuma H, Hamasaki T, Seguchi O, Myoishi M, Minamino T, Ohara T, Nagai Y, Nanto S, Watanabe K, Fukuzawa S, Hirayama A, Nakamura N, Kimura K, Fujii K, Ishihara M, Saito Y, Tomoike H and Kitamura S. Human atrial natriuretic peptide and nicorandil as adjuncts to reperfusion treatment for acute myocardial infarction (J-WIND) : two randomised trials. Lancet (London, England). 2007 ; 370 : 1483-93.

13) Sakamoto M, Hasegawa T, Asakura M, Kanzaki H, Takahama H, Amaki M, Mochizuki N, Anzai T, Hamasaki T and Kitakaze M. Does the pathophysiology of heart failure prime the incidence of cancer? Hypertension research : official journal of the Japanese Society of Hypertension. 2017 ; 40 : 831-836.

14) Asanuma H, Chung H, Ito S, Min KD, Ihara M, Takahama H, Funayama M, Imazu M, Fukuda H, Ogai A, Asano Y, Minamino T, Takashima S, Morita T, Sugimachi M, Asakura M and Kitakaze M. AST-120, an Adsorbent of Uremic Toxins, Improves the Pathophysiology of Heart Failure in Conscious Dogs. Cardiovascular drugs and therapy. 2019.

15) Tsukamoto O, Fujita M, Kato M, Yamazaki S, Asano Y, Ogai A, Okazaki H, Asai M, Nagamachi Y, Maeda N, Shintani Y, Minamino T, Asakura M, Kishimoto I, Funahashi T, Tomoike H and Kitakaze M. Natriuretic peptides enhance the production of adiponectin in human adipocytes and in patients with chronic heart failure. Journal of the American College of Cardiology. 2009 ; 53 : 2070-7.

16) Minamino T, Kitakaze M, Morioka T, Node K, Shinozaki Y, Chujo M, Mori H, Takeda H, Inoue M, Hori M and et al. Bidirectional effects of aminophylline on myocardial ischemia. Circulation. 1995 ; 92 : 1254-60.

資料ダウンロード方法

本書の資料は，弊社 WEB サイトからダウンロードすることができます．以下の手順にて本書専用 WEB ページにアクセスしてください．

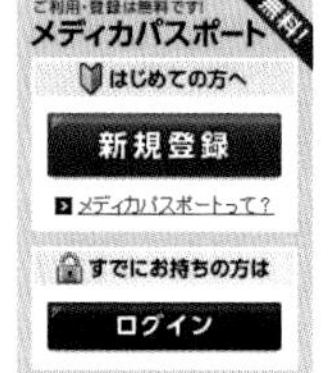

① メディカ出版ホームページにアクセスしてください．
https://www.medica.co.jp/

② ログインします．
※メディカパスポートを取得されていない方は，
「はじめての方へ / 新規登録」（登録無料）からお進みください．

③『医学・理工・自然科学系研究者のための英語論文ラクラク・アクセプト』の紹介ページ（https://www.medica.co.jp/catalog/n-graphicus/8019）を開き，「ひな形データのダウンロード」をクリックします
（URL を入力していただくか，キーワード検索で商品名を検索し，本書紹介ページを開いてください）．

④「ファイルライブラリ」ページに移動します．
「ロック解除キー入力」ボタンを押すと，ロック解除キーの入力画面が出ます．
（ロック解除キーボタンはログイン時のみ表示されます）．
入力画面にロック解除キーを入力して，送信ボタンを押してください．

⑤「ロック解除キー入力」ボタンが「ダウンロード」に更新され，
資料のダウンロードが可能になります．

ロック解除キー　accept2020

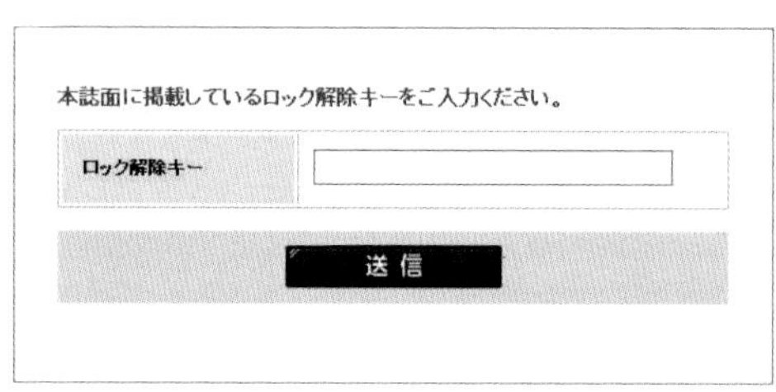

＊なお，WEB サイトのロック解除キーは本書発行日（最新のもの）より 3 年間有効です．
有効期間終了後，本サービスは読者に通知なく休止もしくは終了する場合があります．
＊メディカパスポート ID・パスワードの，第三者への譲渡，売買，承継，貸与，開示，漏洩にはご注意ください．
＊データやロック解除キーの第三者への再配布，商用利用はできません．
＊雑誌や書籍，その他の媒体および学術論文に転載をご希望の場合は，当社まで別途お問い合わせください．
＊ダウンロードした資料をもとに作成・アレンジされた個々の制作物の正確性・内容につきましては，当社は一切責任を負いません．

医学・理工・自然科学系研究者のための
英語論文ラクラク・アクセプト
―年間100本の査読者目線でわかる！
採択に導く16の秘訣

2020年3月25日発行　第1版第1刷

著　者　北風 政史
発行者　長谷川 素美
発行所　株式会社メディカ出版
〒532-8588
大阪市淀川区宮原3－4－30
ニッセイ新大阪ビル16F
https://www.medica.co.jp/
編集担当　藤野美香
装　幀　ピノ・デザイン（松橋洋子）
イラスト　たぐちかずよ
印刷・製本　株式会社シナノパブリッシングプレス

ISBN978-4-8404-7221-0　Printed and bound in Japan

当社出版物に関する各種お問い合わせ先（受付時間：平日9：00～17：00）
●編集内容については、編集局 06-6398-5048
●ご注文・不良品（乱丁・落丁）については、お客様センター 0120-276-591
●付属の CD-ROM、DVD、ダウンロードの動作不具合などについては、デジタル助っ人サービス 0120-276-592